疼痛
OUT
！

遠絡治療

除痛 DIY

《來自天上的醫學》第二彈，補法＋瀉法全方位關鍵應用，

按壓兩點，立即消痛

陳炫名 著

盧意煊 繪

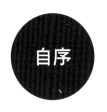

自序

「局部疼痛」可以自己治療

　　是的，這是一本工具書，一本自己可以治療局部疼痛的工具書。

　　自從《來自天上的醫學 —— 治痛革命，神奇的遠絡療法》上市後，有讀者反應每個章節後面的治痛 DIY 很好用，雖然是自己照圖胡亂壓，居然也可解除疼痛，所以，希望能有更多的案例及正確的治療手法，讓民眾在家真正可以除痛 DIY，所以有本書的問世。

　　疼痛是每個人都經歷過的症狀，以遠絡觀點，還是要強調必須診斷其病因是中樞性還是局部性。而這本書主要是針對局部疼痛的治療，即扭、挫傷及運動傷害等局部受傷所造成的疼痛。如果操作得宜（治療手法及治療工具），疼痛當下應可減少七成以上，若是局部的扭、挫傷及運動傷害用遠絡治療，可讓其病程縮短一半以上。

　　那中樞性的疼痛用本書的方法就沒有效了嗎？其實不然，即使是中樞性的疼痛，用本書的方法治療，基本上也

可緩解其疼痛，只是效果不是那麼的好，而且可能還會復發，所以當自己 DIY 除痛效果不如預期時，一定要思考疼痛是否為中樞性的問題，此時您可以尋找住家附近的遠絡醫師幫忙。

　　人人都有不痛的權利，消除您的疼痛是您與我們的共同目標，願能擁有一個無痛的世界。

PART 1
治療前
先讀懂基本概念　015

PART 2
瀉法＋補法，全方位除痛　037
全身117個局部疼痛按壓解說

〈 頭部 〉

【頸部】

【肩部】

【肩膀】

【肘部】

【手部】

遠絡治療工具與治療手法

　　基本上遠絡治療是用按棒按壓，所以在遠絡醫學不稱穴道，而叫按點；治療時因為按點大小不同，所以遠絡醫學創始人柯尚志柯醫師設計了一組按棒，按棒末端共有四種不同型號的接觸點，由小到大分別稱其為 1 號棒（最小）、2 號棒、3 號棒及 4 號棒（最大），每個按點都有固定的按棒對應。用正確的按棒按壓在按點才會有更好的效果。

　　傳統的針灸治療有補、瀉，遠絡治療在對應點也有補、瀉的手法，用按棒逆著經絡走向刺激是瀉法，順著經絡走向刺激是補法；而對絡穴刺激的手法則是垂直按壓即可。當然，正確的按壓技巧也會提高消痛的程度。

　　本書 Part 2 的疼痛治療都提供兩條遠端經絡的處理，第一是連接的體流線，第二是相輔的體流線，而連接的體流線是用瀉法，相輔的體流線是用補法，治療時先做連接再做補相輔，如果操作得宜，一次治療，當下疼痛定可減少七成以上。

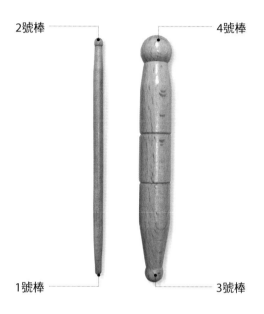

2號棒　　4號棒

1號棒　　3號棒

【註1】建議輔以專用的「遠絡按壓棒」來按壓，可加強力道且效果更佳。圖示按壓棒為遠絡醫學創始人柯尚志醫師所設計；僅提供市售網址供購買參考。

【註2】若不使用按壓棒，也可以「指腹」或類似的圓鈍形物品（不易折斷）代替。

例1 rTxI/1：a

右手陰經第一條體流線。冒號的前面是絡穴 1，冒號的後面是對應穴 a；a 沒有括號，所以對應穴 a 的治療手法用瀉法。

例2 rTxII/2：(a)

右手陰經第二條體流線。冒號的前面是絡穴 2，冒號的後面是對應穴 a；a 有括號，所以對應穴 a 的治療手法用補法。

例3 rTxI/0：a

右手陰經第一條體流線。冒號的前面是 0，代表不用壓絡穴，冒號的後面是對應穴 a 且無括號；所以只在對應穴 a 用瀉的治療手法。

例4 lAxIII/a：(a)

左腳陰經第三條體流線。冒號的前面是絡穴 a，冒號的後面是對應穴 a 且有括號；絡穴與對應穴相同時，治療手法用對應穴的補法。

例5 rAxIII/a：a

右腳陰經第三條體流線。冒號的前面是絡穴 a，冒號的後面是對應穴 a 且沒有括號；絡穴與對應穴相同時，治療手法用對應穴的瀉法。

按點的特性及位置

尋找按點位置時，把握以下原則

1. 在凹陷之中
2. 在兩筋之間
3. 在骨筋之間
4. 在骨頭旁邊

體流線英文和數字代表之意

建議同時對照書中的●藍點（代表絡穴）或●紅點（代表對應穴）圖示，就能輕鬆找到按點了！

a：在腕關節或足踝關節
b：在兩掌骨或兩蹠骨之間的近端
c：在兩掌骨兩蹠骨之間的遠端
1：手腕關節往上約一指幅
2：手腕關節往上約三指幅
3：手前臂或小腿約二分之一處找凹陷最痛點
4：手肘關節橫紋，膝關節往下約一指幅處找凹陷最痛點
5：手肘關節橫紋，膝關節往上約一指幅處找凹陷最痛點
6：手上臂或大腿約二分之一處找凹陷最痛點

疼痛點

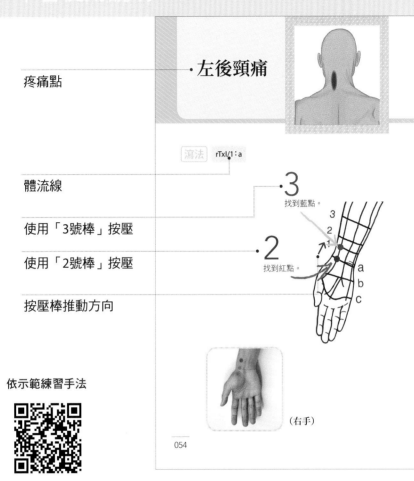

左後頸痛

瀉法 rTxI/1：a

體流線

使用「3號棒」按壓

使用「2號棒」按壓

按壓棒推動方向

3
找到藍點。

2
找到紅點。

a
b
c

（右手）

054

依示範練習手法

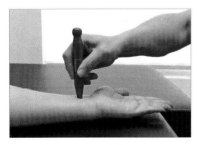

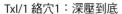

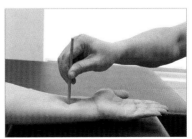

TxI/1 絡穴1：深壓到底

TxII/2 絡穴2：深壓到底

先做瀉法，再做補法，為一回。早晚各做一回。

步驟一 **瀉法**：深壓●藍點（不動），並同時刺激●紅點（紅點也深壓到底再往箭頭方向，有節奏的刺激）。約 30-40 秒後，同時放開。

步驟二 **補法**：深壓●藍點（不動），並同時刺激●紅點（紅點也深壓到底，順著箭頭方向傾斜 15 度即可）。約 30-40 秒後，同時放開。

按壓步驟

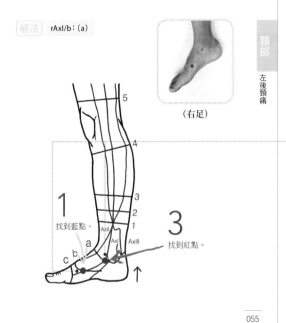

補法　rAxl/b：(a)

（右足）

頸部

左後頸痛

按壓手法

藍點（即絡穴）：垂直深壓到底。

紅點（即對應穴）

（1）瀉法：深壓到底，往箭頭方向（逆著經絡）有節奏的刺激，刺激時，棒子不回縮。

（2）補法：深壓到底，順著箭頭方向（順著經絡）傾斜 15 度即可（不必推動）。

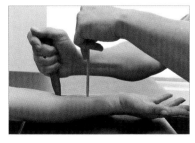

對應穴：補法

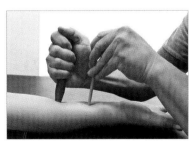

對應穴：瀉法

P.A.R.T 1

治療前
先讀懂基本概念

- 遠絡醫學和西醫、中醫的不同
- 只需二種方法，就可減輕七成以上疼痛
- 先分辨「局部疼痛」或「中樞問題」
- 使用工具、正確按壓

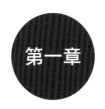

第一章

遠絡醫學的概念

　　「遠絡醫學」到底是什麼？簡單的說，遠絡醫學是一種中醫和西醫的結合醫療。看病診斷時，主要是用西醫的病理病態去思考病人症狀的原因，再用中醫的病理（陰陽五行）去思考，最後用中醫經絡理論，採用「遠道相應穴位經絡療法」來治療。雖然說是中醫和西醫的結合醫療，但事實上柯醫師的創新療法「遠絡醫學」和西醫、中醫仍有很多的不同。

一、生命體流的概念

　　我常會問學員，一個死人和活人的差別是什麼？答案就是死人的生命體流不流動了，而活人有生命體流的流動。

　　傳統中醫有十二條經絡，而遠絡醫學也有十二條「生命體流線」，那是否相同呢？依照柯醫師的研究，遠絡

醫學的「生命體流線」和中醫的「經絡」仍有許多不同之處，說明如下：

1. 中醫的手腳十二條經絡之經氣是由頭到手腳，上下流通，不僅在內側流通，亦有在骨頭的上面與外側流通，而遠絡醫學的十二條生命體流線全部在骨頭的內側流動，沒有在骨頭的上面或外側。

2. 中醫的經絡全部是「線狀」的，而遠絡醫學的十二條體流線是有如河川般的「帶狀」，有深淺與寬窄的差別。

3. 中醫的經絡內是「氣血」在流動，而遠絡醫學的體流線是「生命體流」在流動，生命體流除了「氣血」之外，還包括有人體解剖學上的神經、淋巴、血液、脊髓液等流動的物質。

4. 遠絡醫學的「AxII 體流線」雖然屬於「肝經」，但走形不同，柯醫師臨床驗證，於小腿處是在「脾經」與「腎經」之間的走形而通過「三陰交」，兩者的走形不同。

5. 中醫在經絡上的穴點沒有一個確切的「定點」，亦無固定的數量，而遠絡醫學生命體流線上的是「按點」，每一條生命體流線皆有九個固定的按點。

柯醫師本身是受西醫訓練，在研究中醫的經絡治療時，發覺在骨頭上面流動的經絡有不合理的地方，所以用西醫解剖學的血管組織修正成「十二條體流線區」。若生命體流發生滯留、阻塞時，就會在阻塞處產生症狀或疼痛。

二、為了將遠絡醫學推廣至國際而符號化

　　傳統中醫十二正經的名稱是手陽明大腸經、手少陽三焦經、手太陽小腸經、手太陰肺經、手厥陰心包經、手少陰心經、足陽明胃經、足少陽膽經、足太陽膀胱經、足太陰脾經、足厥陰肝經、足少陰腎經。而中醫推廣至西方國家有一很大的困擾是，中醫所描述的心經和西方醫學的心臟有很大的不同，中醫的腎經和西方醫學的腎臟概念截然不同，所以西方國家的醫學人員對學習中醫有很大的困擾。而柯醫師遠絡醫學中「生命體流線」的概念雖與中醫的十二條經絡些許不同，但仍然是啟發於中醫的十二正經。鑑於中醫推廣至全世界易產生的混淆，柯醫師決定將十二條生命體流線符號化，以利於推廣至全世界。在十二條生命體流線中，手的陽面（手容易被太陽照射到，皮膚較黑的部分）有三條生命體流線，手的陰面（皮膚較白的

部分）也有三條生命體流線，腳的陽面（腳的外側和後側），和腳的陰面（腳的內側）也各有三條生命體流線，總共有十二條生命體流線。

而手的體流線以 T 為代表，因為手的日文是 Te，而腳的體流線以 A 為代表，因為腳的日文為 Ashi，在記憶上可以想像兩手打開如 T，代表手的體流線，兩腳打開如 A，代表腳的體流線，書寫時 T 和 A 都必須用大寫；而手腳陽、陰各有三條體流線，分別以羅馬數字 I，II，III 來代表，另外左右兩邊各以 left 和 right 的字首來代表，l 和 r 必須用小寫。陽經用 y、陰經用 x 來表示，x、y 都必須用小寫。如 rAyI 即右腳陽經第一條體流線，lAxII 即左腳陰經第二條體流線，rTyIII 即右手陽經第三條體流線，lTxI 即左手陰經第一條體流線。

三、遠絡療法的想法

中醫有一句話「通則不痛，不通則痛」，意思是當體流線不通時就會產生疼痛或其他症狀，當體流線通暢時疼痛就會消失。遠絡治療就是要把阻塞的體流線弄通暢，讓身體產生自癒能力。

當一條體流線沒有受到阻塞，代表正常，若開始受到

阻塞，隨著阻塞的大小而有不同的表現，若只是很小的阻塞可能臨床上還沒有症狀，但已經不代表正常，隨著阻塞逐漸變大，臨床上就有徵象（sign）、症狀（symptom）的區別。在傳統西醫上的想法，會將一個症狀或多個症狀歸類為某個疾病，然後針對疾病去治療；但是遠絡醫學不是這樣，它不是治療疾病，它是由一個三次元的症狀找到四次元的病因，再用遠絡療法去治療病因。

在西醫體系還有一個情況是有時知道病因，但是卻無法去治療病因，只能症狀控制，而遠絡療法可以治療病因；因為我們全身都有經絡，所以可以用遠絡療法去治療病因。往往病因治療了，很多症狀都會痊癒，臨床上我常幫病人治療的是頸椎痛，但同時病人的偏頭痛、失眠、視力模糊也好了；幫病人治療腰痛，結果病人的便祕好了，血糖改善了。

而遠絡療法又有以下特點：（1）不打針。（2）不吃藥。（3）不針灸，非侵入性療法。（4）不碰觸疼痛處。（5）沒有副作用。所以遠絡療法也有「四不一沒有」，而且是真正針對病因的治療。

四、遠絡的按點

我們都知道電腦的基本原理是 0 和 1 二進位系統，經由這樣的系統，我們在鍵盤上敲打就可以變換出文字、圖形，甚至打電動玩具。相同的，我們的人體在中醫也分為陰、陽，在人體的手腳十二條陰陽體流線上某些特殊按點去做處理，一樣可以調整我們的體流線，產生自癒能力。而遠絡醫學的每一條體流線都有九個按點，分別為 1，2，3，4，5，6，a，b，c。十二條體流線共有一百零八個按點，這些按點有別於傳統經絡上的三百六十多的穴道，我們在這一百零八個按點去操作體流線，達到調整全身機能、產生自癒能力的目的。操作電腦時，要決定許多功能可按 control 鍵與 function 鍵。同樣的原理，可利用生命體流線上的 C-point 與 F-point 來調整生命體流。

C-point 絡穴──指 control point 或 connection point。每一條體流線都有一個絡穴，通常陰經和陽經是沒有相通的，可以想像陰經和陽經分別在一樓和二樓，那如何從一樓上到二樓或從二樓下到一樓？正常狀況下我們會使用樓梯，而絡穴也是這種概念，從陰經到陽經必須要有絡穴連結，從陽經到陰經也必須要有絡穴連結，connection 即為連結的意思。

在遠絡治療時，陽經的問題若要使用陰經治療，或陰經問題要使用陽經治療，這時就要使用絡穴；假若陽經的問題要使用陽經治療，陰經的問題要使用陰經治療，就不必使用絡穴，因為陽經和陽經原本就是相通的，陰經和陰經也是相通的。絡穴就像是一個開關，將陰經和陽經連結的通道打開，通道打開了，治療就開始有效果了，若再加上 F-point（對應穴），效果就更加明顯。

　　F-point 對應穴——柯醫師本身是西醫師，長久以來接受西醫的訓練，原本對人體的解剖就非常了解，再加上研讀許多中醫的生命全息律資料，而發展出遠絡的 F-point 對應穴。柯醫師將人體各部位的對應用 a、b、c、3、4、5、6 來表示，而在每一條體流線上找到 a、b、c、1、2、3、4、5、6 九個按點；這些按點皆在骨旁或兩筋之間的凹陷處，有些與傳統中醫的穴道相同，有些與傳統中醫的穴道不同。傳統中醫十二條經絡共有三百六十幾個穴道，而每個穴道都有不同的名字，而遠絡每條體流線上的按點都是 a、b、c、1、2、3、4、5、6，非常好記又好用。在治療時，一個局部疼痛點，只要同時按壓絡穴和對應穴，疼痛就立即消除；也就是說，遠絡療法不直接按壓患部，只須按壓遠端對應經絡的絡穴和對應穴就可以消除疼痛。

手陽經體流線圖
及按點

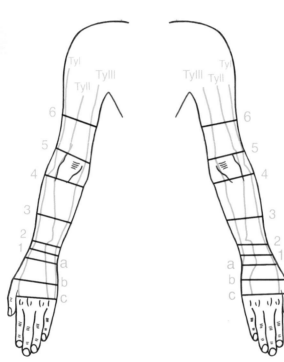

左手外側

右手外側

手陰經體流線圖
及按點

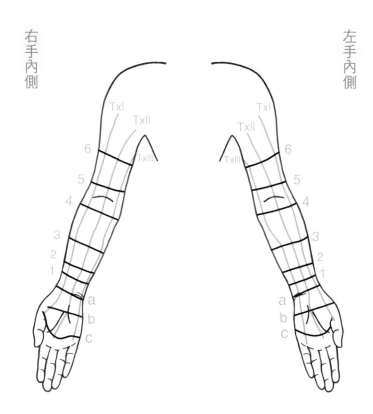

右手內側

左手內側

腳陽經第二條
體流線及按點

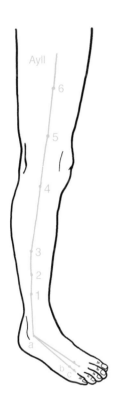

腳陽經第一條
體流線及按點

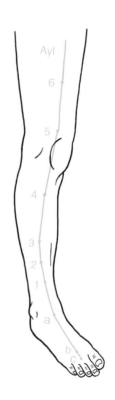

腳陽經第三條體流線
及按點

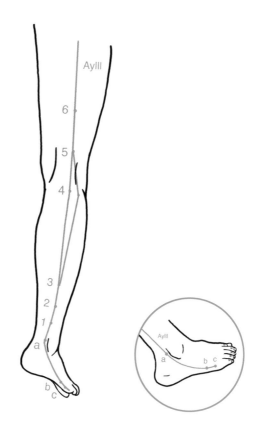

腳陰經體流線圖
及按點

右腳內側

左腳內側

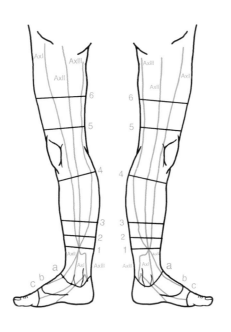

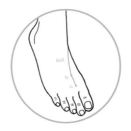

運用遠絡醫學的想法，幾乎可以治療所有的疾病與疼痛，因為全身都有經絡，只要在身體的經絡找到關鍵的按點就可以調整經絡，產生自癒能力。而本書將著重於局部疼痛的處理，讓讀者能輕易解決局部疼痛。

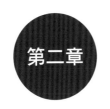

第二章

遠絡治療法

　　我們可以用山崩及其交通狀態來理解體流線受到阻塞時的狀況。上山的路代表體流線，若路旁的山坡有碎石掉落，初期可能不會影響到車流，山路仍可保持雙向，此時雖然交通順暢，但不能說此山路已經是絕對的安全。若隨著落石量的增多或落石體積增大，則開始會影響到車流，可能剩下一個車道而造成交通阻塞；假若造成了土石流沖毀了車道，那就會造成交通中斷。這時如果我們要從山下回到山上可以如何做呢？

　　假若碎石不多就可以直接清除障礙；假若情況較嚴重，就必須做山的修復和道路的修復。一般來說有三種修復的方法：（一）當完全被阻斷時，可利用迂迴的方法走別的道路，即此路不通，那就走別的路。（二）除去道路落石的方法，直接清除障礙物，但通常還需其他方式幫忙。（三）道路和山坡補強的方法。

　　生命體流線受阻塞的程度其實就像山路受落石或土石

生命體流一旦流通，所有的症狀就會消失

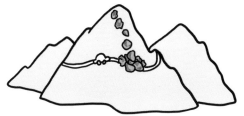

交通阻斷
交通擁擠

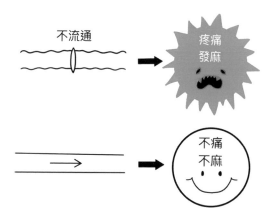

不流通

疼痛
發麻

不痛
不麻

流阻塞的狀況相同。生命體流線只有小小的阻塞可能沒有症狀，但不代表他就是正常的體流線，事實上，柯醫師觀察人體有某些地方特別容易受到阻塞，從上醫治未病的角度，我們平常可在這些地方用遠絡療法疏通體流線，使其盡量保持暢通，達到不生病的預防保健目的。

若生命體流線的阻塞開始變嚴重，正所謂不通則痛。當體流線部分阻塞時，就會產生疼痛和酸痛，是屬於實症；若體流線完全阻塞，則在阻塞前方會產生酸痛，阻塞的後方會產生發麻，而發麻是虛症。利用這些簡單的概念搭配遠絡療法，就可以處理酸痛、發麻的問題。

遠絡醫學的治療方法共有七種，分別為連接、相輔、相克、補強、瀉母父陽經的 6、牽引瀉法及季節處置七種。

而局部疼痛即是因為受傷或外力產生體流線部分阻塞，此時就會在局部產生疼痛和酸痛，是屬於實症。遠絡治療只要用「連接」和「補相輔」兩種方法，就可以產生很好的效果。茲將連接和相輔的意義說明如下，其餘治療方式的意義請參考拙作《來自天上來的醫學：治痛革命，神奇的遠絡療法》。

（一）連接：連接是遠絡治療的第一個治療方式，當

生命體流受到阻塞時，用連接法治療的目的，就是要去除阻礙流動的堵塞物。

（二）相輔：相輔的目的是要加深並擴大生命體流的幅度和深度。我們可以想像生命體流的阻塞就像河流中有一塊大石頭，我們要如何將這一大石頭移動？如果把河床加深和擴大，是否較容易鬆動大石頭？相輔即是這樣的意思，如果在相輔的體流線上做補法，即可將體流線的深度和寬度加大。

經過我多年的臨床經驗顯示，只要診斷正確，治療手法正確，局部疼痛只要用此兩種治療法，疼痛減輕程度可達七成以上。

第三章

所有的疼痛，
不是局部就是中樞

　　柯醫師常常說所有的症狀不是局部就是中樞，所有內臟問題和皮膚問題都是中樞問題。當然疼痛的原因也須區分是局部原因或中樞原因造成的。那什麼是局部問題？什麼是中樞問題呢？

　　遠絡醫學所指稱的局部問題，是指疼痛的原因是局部受傷造成的，比如腳踝扭傷造成腳踝的疼痛，膝蓋挫傷造成膝蓋疼痛，而局部疼痛有以下的特點：

（一）通常是單側性疼痛，造成疼痛的原因明確，比
　　　如扭傷，挫傷等。

（二）疼痛部位明確清晰。

（三）疼痛之外還伴隨有炎症發生（紅腫、發熱
　　　等）。

（四）沒有四肢的疼痛和沉重感、發麻等合併症狀。

遠絡醫學所認為的中樞問題可區分為上位中樞、下位中樞及區域性中樞。上位中樞包括腦的部位，下位中樞包括脊髓及脊神經，而區域性中樞意思是局部問題造成發麻症狀，比如正中神經在手腕部位受到壓迫產生手掌、手指發麻的症狀。

中樞神經問題造成的疼痛有以下的幾個特性：

（一）沒有受傷病史，發作時沒有紅、腫、熱等發炎症狀。

（二）疼痛的位置不固定、會跑來跑去，比如膝蓋疼痛，有時痛在前側，有時外側痛，有時後側痛。

（三）雙側性疼痛，如雙膝疼痛、雙肩疼痛等，有時雙側同時發生，有時輪流發生疼痛。

（四）四肢疼痛、沉重感和發麻等合併症狀。

在復健科門診，疼痛病人是占大多數的，而且疼痛的部位通常不只一個地方，我在未學遠絡之前，面對這樣的病人甚是困擾；學了遠絡之後我常會跟病人說，你肩膀痛、腰痛、膝蓋痛、腳踝痛、足底痛都跟腰有關係，腰治療好了，其他部位的疼痛也會消失，病人通常都會半信半

疑，但治療之後都嘖嘖稱奇。

從遠絡觀點來看：一個中樞的病兆可能會產生多個症狀，傳統治療習慣一個部位一個部位去治療；而遠絡療法是針對中樞的病因去處理，病因治好了，多處症狀當然也消失了。就像是柯醫師常比喻的桃樹生桃花，桃花長得不好，我們是要治療桃花還是桃樹？我相信大家都知道要治療桃樹。

病因和症狀也是相同的道理，肩痛、膝蓋痛、足底痛、腰痛都是桃花，是桃樹腰椎脊髓的炎症所造成的症狀，我們只要治療腰椎脊髓的炎症（桃樹），那些肩痛、膝蓋痛、腳踝痛、足底痛（桃花）都會痊癒。若只是治療桃花，症狀可能緩解但不容易根治，甚至不會改善。

當然我在復健科門診也常遇到局部問題造成的疼痛，而我自己本身也喜愛打羽毛球，難免有時也會不小心有一些運動傷害，經過多年的經驗，這些運動傷害或局部扭挫傷，用遠絡治療可縮短其病程一半以上。記得有一次我因為打羽毛球造成左腳跟腱部分斷裂，如果按照一般病程，至少要治療及休息三個月才能上場打球，不過當時我用遠絡治療跟腱的問題，結果一個月後我就回球場打球了。用遠絡治療腳踝扭挫傷等運動傷害也是如此，可縮短復原的時間。

而中樞原因造成的疼痛問題，用連接及補相輔治療於疼痛部位的體流線，事實上疼痛仍會緩解，只是不易根治；若讀者自行在家按本書的圖示治療，發現效果不彰，一定要思考你的疼痛問題是否為中樞神經造成，也歡迎讀者尋求合格的遠絡醫師治療，相信一定會痊癒。願這婆娑世界能成為一個無痛的世界。

P.A.R.T / 2

瀉法＋補法，
全方位除痛

全身117個局部疼痛按壓解說

- 頭部、頸部、肩部、肩膀
- 肘部、手部、腕部
- 胸部、腹部、背部、腰部、臀部、其他
- 股關節、膝關節、踝關節、足部

左後頭痛

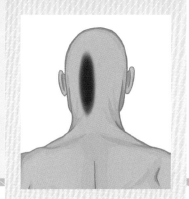

瀉法 rTxl/1:cb

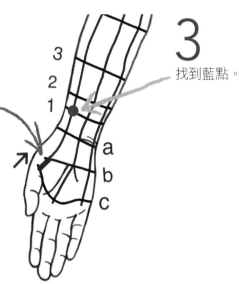

2

在 c 和 b 兩點間移動，找到最痛點。

3

找到藍點。

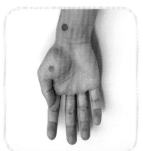

（右手）

先做瀉法，再做補法，為一回。早晚各做一回。

步驟一　**瀉法**：深壓●藍點（不動），並同時刺激 c 和 b 之間最痛點（往箭頭方向推動）。約 30-40 秒後，同時放開。

步驟二　**補法**：深壓●藍點（不動），並同時刺激 c 和 b 之間最痛點（深壓到底，順著箭頭方向傾斜 15 度即可）。約 30-40 秒後，同時放開。

補法　rAxl/b：(cb)

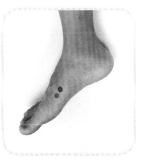

（右足）

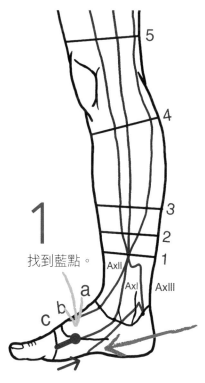

5

4

3

2

1

1 找到藍點。

AxII

AxI　AxIII

a

c b

2 在 c 和 b 兩點間移動，找到最痛點。

左頭頂痛

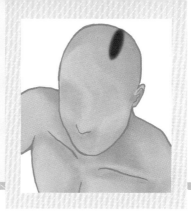

瀉法　rTxl/1:cb

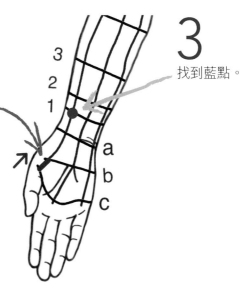

2

在 c 和 b 兩點間移動，找到最痛點。

3

找到藍點。

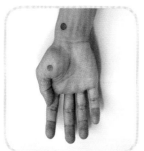

（右手）

先做瀉法，再做補法，為一回。早晚各做一回。

步驟一　**瀉法**：深壓●藍點（不動），並同時刺激 c 和 b 之間最痛點（往箭頭方向推動）。約 30-40 秒後，同時放開。

步驟二　**補法**：深壓●藍點（不動），並同時刺激 c 和 b 之間最痛點（深壓到底，順著箭頭方向傾斜 15 度即可）。約 30-40 秒後，同時放開。

補法　rAxl/b：(cb)

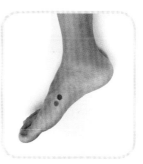

（右足）

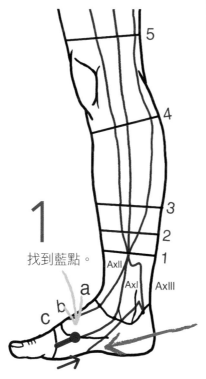

1　找到藍點。

2　在 c 和 b 兩點間移動，找到最痛點。

左前額痛

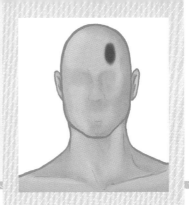

瀉法　rTxl/1:cb

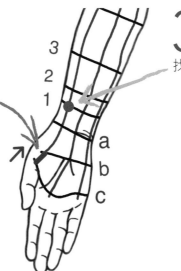

2

在 c 和 b 兩點間移動，找到最痛點。

3

找到藍點。

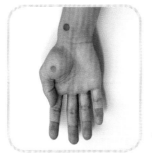

（右手）

先做瀉法，再做補法，為一回。早晚各做一回。

步驟一 **瀉法**：深壓●藍點（不動），並同時刺激 c 和 b 之間最痛點（往箭頭方向推動）。約 30-40 秒後，同時放開。

步驟二 **補法**：深壓●藍點（不動），並同時刺激 c 和 b 之間最痛點（深壓到底，順著箭頭方向傾斜 15 度即可）。約 30-40 秒後，同時放開。

補法　rAxl/b：（cb）

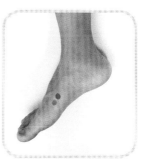

（右足）

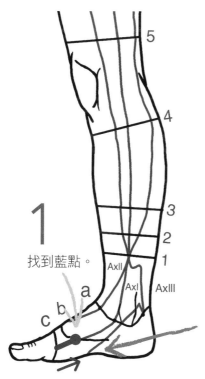

找到藍點。

在 c 和 b 兩點間移動，找到最痛點。

右後頭痛

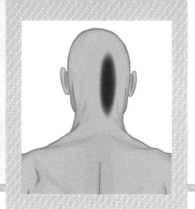

瀉法 |Txl/1:cb

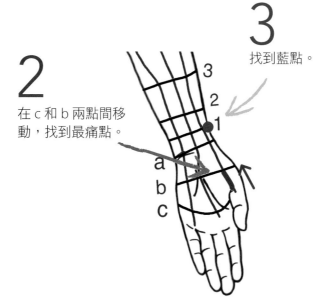

2
在 c 和 b 兩點間移動，找到最痛點。

3
找到藍點。

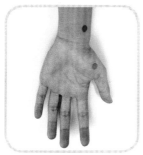

（左手）

先做瀉法，再做補法，為一回。早晚各做一回。

步驟一　**瀉法**：深壓●藍點（不動），並同時刺激 c 和 b 之間最痛點（往箭頭方向推動）。約 30-40 秒後，同時放開。

步驟二　**補法**：深壓●藍點（不動），並同時刺激 c 和 b 之間最痛點（深壓到底，順著箭頭方向傾斜 15 度即可）。約 30-40 秒後，同時放開。

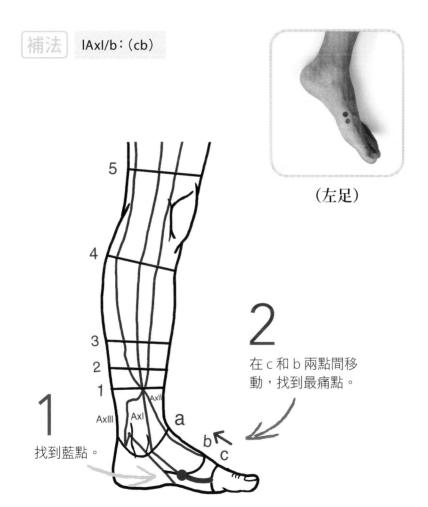

補法　IAxl/b：（cb）

（左足）

5
4
3
2
1

AxlII
AxlII　Axl　a
b
c

1　找到藍點。

2
在 c 和 b 兩點間移動，找到最痛點。

右頭頂痛

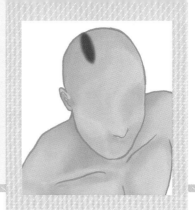

瀉法 lTxl/1:cb

3
找到藍點。

2
在 c 和 b 兩點間移動，找到最痛點。

3
2
1

a
b
c

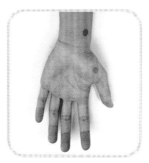

（左手）

先做瀉法，再做補法，為一回。早晚各做一回。

步驟一　瀉法：深壓●藍點（不動），並同時刺激 c 和 b 之間最痛點（往箭頭方向推動）。約 30-40 秒後，同時放開。

步驟二　補法：深壓●藍點（不動），並同時刺激 c 和 b 之間最痛點（深壓到底，順著箭頭方向傾斜 15 度即可）。約 30-40 秒後，同時放開。

補法　IAxl/b：(cb)

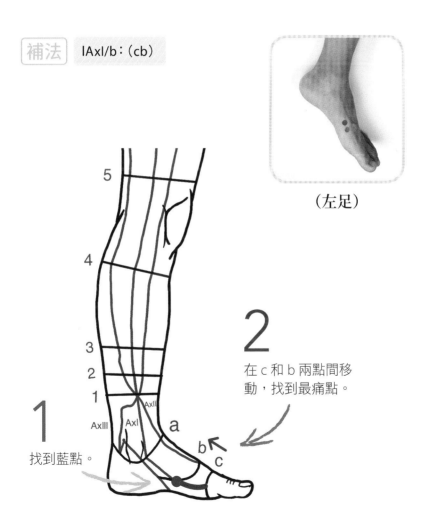

（左足）

5

4

3
2
1

AxⅡ

AxⅢ　AxⅠ　a

b
c

1 找到藍點。

2 在 c 和 b 兩點間移動，找到最痛點。

右前額痛

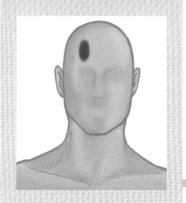

瀉法　ITxI/1:cb

3
找到藍點。

2
在 c 和 b 兩點間移
動，找到最痛點。

3
2
1
a
b
c

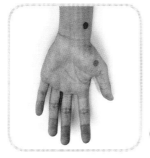

（左手）

先做瀉法，再做補法，為一回。早晚各做一回。

步驟一 **瀉法**：深壓●藍點（不動），並同時刺激 c 和 b 之間最痛點（往箭頭方向推動）。約 30-40 秒後，同時放開。

步驟二 **補法**：深壓●藍點（不動），並同時刺激 c 和 b 之間最痛點（深壓到底，順著箭頭方向傾斜 15 度即可）。約 30-40 秒後，同時放開。

補法 IAxl/b：(cb)

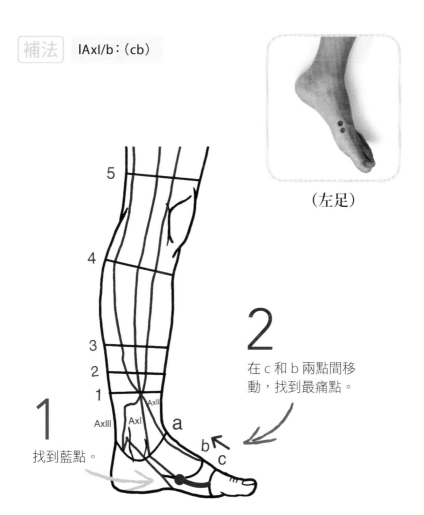

（左足）

5

4

3
2
1

AxII

AxIII AxI a

b
c

2
在 c 和 b 兩點間移動，找到最痛點。

1
找到藍點。

左偏頭痛

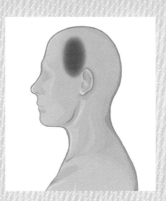

瀉法　ITxIII/1：cb

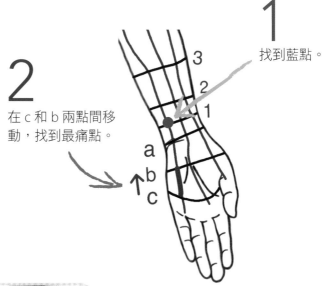

1
找到藍點。

2
在 c 和 b 兩點間移動，找到最痛點。

a
b
c

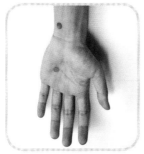

（左手）

先做瀉法，再做補法，為一回。早晚各做一回。

步驟一 **瀉法**：深壓●藍點（不動），並同時刺激 c 和 b 之間最痛點（往箭頭方向推動）。約 30-40 秒後，同時放開。

步驟二 **補法**：深壓●藍點（不動），並同時刺激 c 和 b 之間最痛點（深壓到底，順著箭頭方向傾斜 15 度即可）。約 30-40 秒後，同時放開。

補法 rTxl/1：（cb）

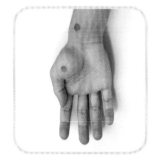

（右手）

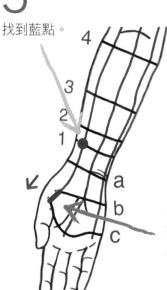

3 找到藍點。

4
3
2
1

a
b
c

2 在 c 和 b 兩點間移動，找到最痛點。

右偏頭痛

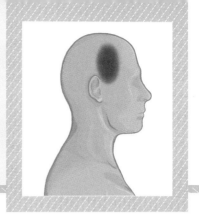

rTxIII/1：cb

1 找到藍點。

2 在 c 和 b 兩點間移動，找到最痛點。

3
2
1

a
b
c

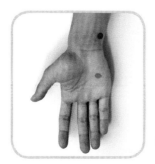

（右手）

先做瀉法，再做補法，為一回。早晚各做一回。

步驟一　**瀉法**：深壓●藍點（不動），並同時刺激 c 和 b 之間最痛點（往箭頭方向推動）。約 30-40 秒後，同時放開。

步驟二　**補法**：深壓●藍點（不動），並同時刺激 c 和 b 之間最痛點（深壓到底，順著箭頭方向傾斜 15 度即可）。約 30-40 秒後，同時放開。

補法　ITxI/1：（cb）

（左手）

3

找到藍點。

2

在 c 和 b 兩點間移動，找到最痛點。

4

3

2

1

a
b
c

右偏頭痛

左後頸痛

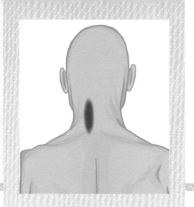

3

找到藍點。

2

找到紅點。

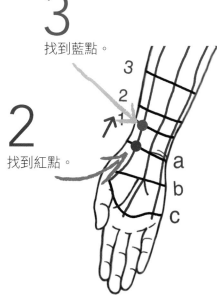

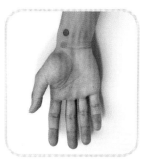

（右手）

先做瀉法，再做補法，為一回。早晚各做一回。

步驟一　**瀉法**：深壓●藍點（不動），並同時刺激●紅點（紅點也深壓到底再往箭頭方向，有節奏的刺激）。約 30-40 秒後，同時放開。

步驟二　**補法**：深壓●藍點（不動），並同時刺激●紅點（紅點也深壓到底，順著箭頭方向傾斜 15 度即可）。約 30-40 秒後，同時放開。

補法　rAxl/b：（a）

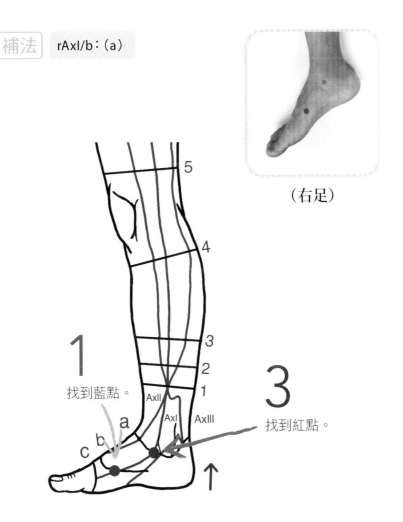

（右足）

頸部

左後頸痛

找到藍點。

找到紅點。

右後頸痛

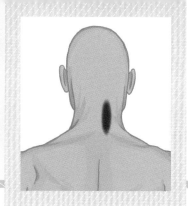

瀉法 ITxI/1：a

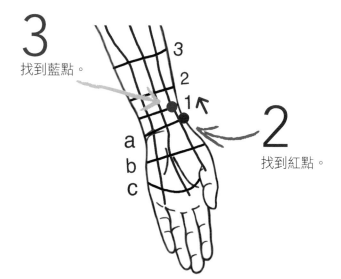

3
找到藍點。

3
2
1

2
找到紅點。

a
b
c

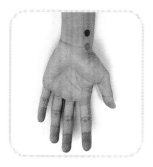

（左手）

先做瀉法，再做補法，為一回。早晚各做一回。

步驟一　**瀉法**：深壓●藍點（不動），並同時刺激●紅點（紅點也深壓到底再往箭頭方向，有節奏的刺激）。約 30-40 秒後，同時放開。

步驟二　**補法**：深壓●藍點（不動），並同時刺激●紅點（紅點也深壓到底，順著箭頭方向傾斜 15 度即可）。約 30-40 秒後，同時放開。

補法　IAxl/b：（a）

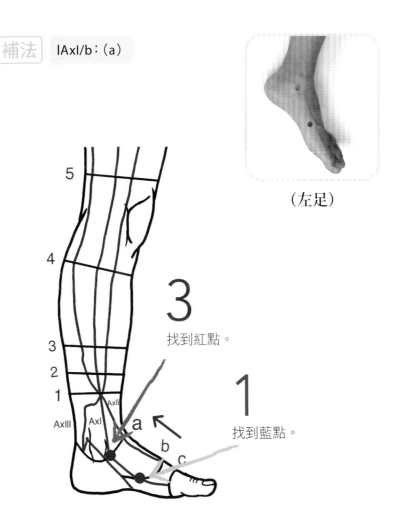

（左足）

右後頸痛

左頸部
外側痛

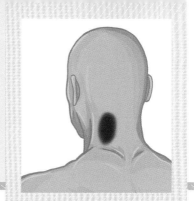

瀉法　ITxIII/1：a

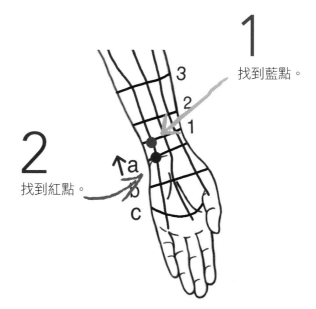

1 找到藍點。

2 找到紅點。

a
b
c

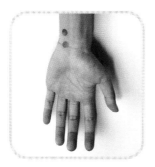

（左手）

先做瀉法，再做補法，為一回。早晚各做一回。

步驟一　**瀉法**：深壓●藍點（不動），並同時刺激●紅點（紅點也深壓到底再往箭頭方向，有節奏的刺激）。約 30-40 秒後，同時放開。

步驟二　**補法**：深壓●藍點（不動），並同時刺激●紅點（紅點也深壓到底，順著箭頭方向傾斜 15 度即可）。約 30-40 秒後，同時放開。

補法　rTxl/1：（a）

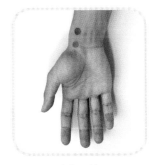

（右手）

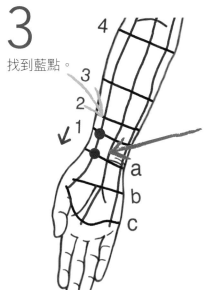

3 找到藍點。

2 找到紅點。

右頸部
外側痛

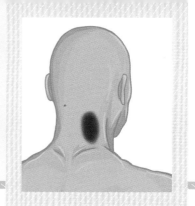

rTxIII/1：a

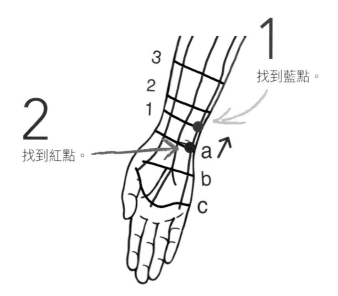

1　找到藍點。

2　找到紅點。

3
2
1

a
b
c

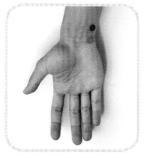

（右手）

先做瀉法，再做補法，為一回。早晚各做一回。

步驟一　**瀉法**：深壓●藍點（不動），並同時刺激●紅點（紅點也深壓到底再往箭頭方向，有節奏的刺激）。約 30-40 秒後，同時放開。

步驟二　**補法**：深壓●藍點（不動），並同時刺激●紅點（紅點也深壓到底，順著箭頭方向傾斜 15 度即可）。約 30-40 秒後，同時放開。

補法　ITxI/1：(a)

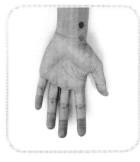

（左手）

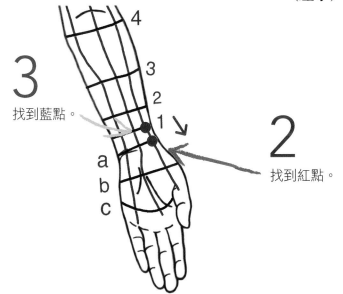

3　找到藍點。

2　找到紅點。

左前頸痛

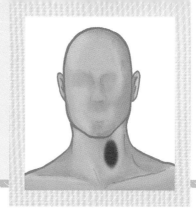

瀉法   rTxII/2：a

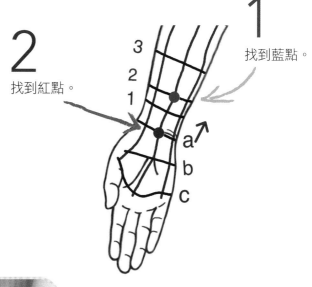

2 找到紅點。

1 找到藍點。

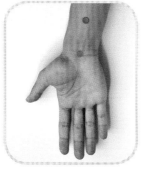

（右手）

先做瀉法，再做補法，為一回。早晚各做一回。

步驟一　**瀉法**：深壓●藍點（不動），並同時刺激●紅點（紅點也深壓到底再往箭頭方向，有節奏的刺激）。約 30-40 秒後，同時放開。

步驟二　**補法**：深壓●藍點（不動），並同時刺激●紅點（紅點也深壓到底，順著箭頭方向傾斜 15 度即可）。約 30-40 秒後，同時放開。

補法　rAxII/2：（a）

（右足）

3　找到藍點。

5

4

3

2

1

AxII

AxI　AxIII

a
c b

3　找到紅點。

右前頸痛

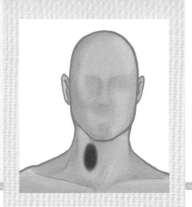

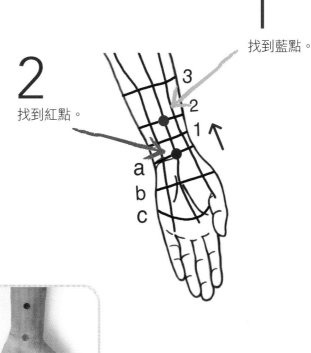

瀉法　ITxII/2：a

1

找到藍點。

2

找到紅點。

3
2
1

a
b
c

（左手）

先做瀉法，再做補法，為一回。早晚各做一回。

步驟一　**瀉法**：深壓●藍點（不動），並同時刺激●紅點（紅點也深壓到底，再做有節奏的刺激）。約 30-40 秒後，同時放開。

步驟二　**補法**：深壓●藍點（不動），並同時刺激●紅點（紅點也深壓到底，順著箭頭方向傾斜 15 度即可）。約 30-40 秒後，同時放開。

補法　IAxII/2：（a）

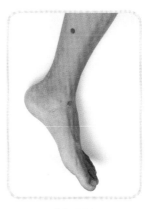

（左足）

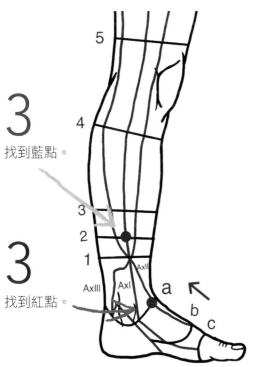

3　找到藍點。

3　找到紅點。

左後頭頸交接處痛

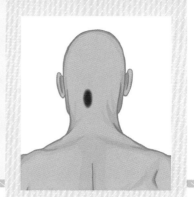

瀉法 rTxl/1：c

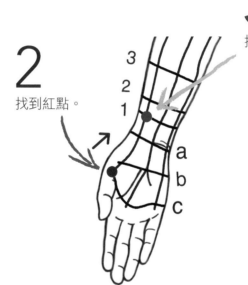

2
找到紅點。

3
找到藍點。

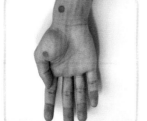

（右手）

先做瀉法，再做補法，為一回。早晚各做一回。

步驟一　**瀉法**：深壓●藍點（不動），並同時刺激●紅點（紅點也深壓到底再往箭頭方向，有節奏的刺激）。約 30-40 秒後，同時放開。

步驟二　**補法**：深壓●藍點（不動），並同時刺激●紅點（紅點也深壓到底，順著箭頭方向傾斜 15 度即可）。約 30-40 秒後，同時放開。

補法　rAxI/b：（c）

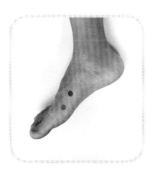

（右足）

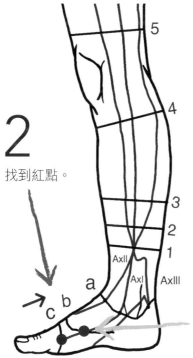

2
找到紅點。

5

4

3
2
1

AxII
AxI　AxIII

c b a

1
找到藍點。

右後頭頸
交接處痛

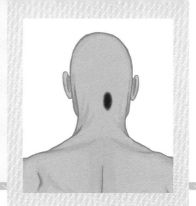

瀉法　ITxl/1：c

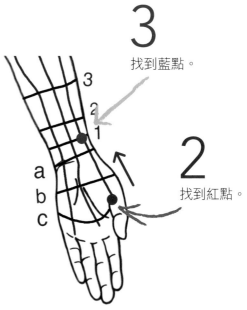

3 找到藍點。

2 找到紅點。

3
2
1

a
b
c

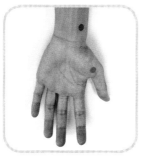

（左手）

先做瀉法，再做補法，為一回。早晚各做一回。

步驟一　**瀉法**：深壓●藍點（不動），並同時刺激●紅點（紅點也深壓到底再往箭頭方向，有節奏的刺激）。約 30-40 秒後，同時放開。

步驟二　**補法**：深壓●藍點（不動），並同時刺激●紅點（紅點也深壓到底，順著箭頭方向傾斜 15 度即可）。約 30-40 秒後，同時放開。

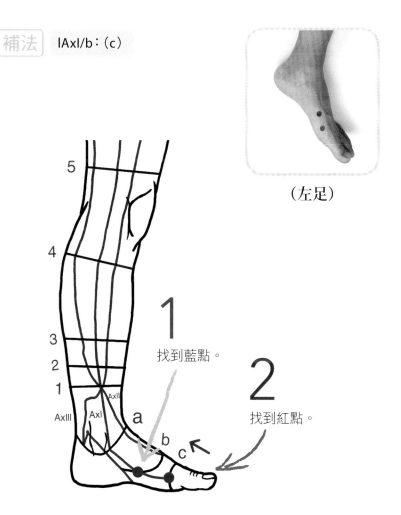

補法　IAxI/b：(c)

（左足）

1 找到藍點。

2 找到紅點。

左肩前側痛

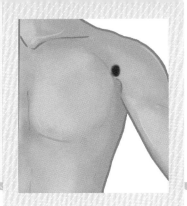

瀉法 rAxII/0：a

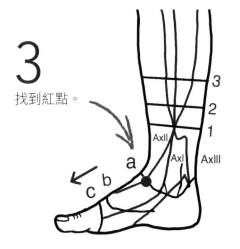

3

找到紅點。

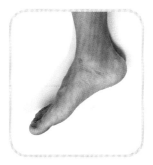

（右足）

先做瀉法，再做補法，為一回。早晚各做一回。

步驟一　**瀉法**：刺激●紅點（紅點也深壓到底再往箭頭方向，有節奏的刺激）。約 30-40 秒後放開。

步驟二　**補法**：深壓●藍點（不動），並同時刺激●紅點（紅點也深壓到底，順著箭頭方向傾斜 15 度即可）。約 30-40 秒後，同時放開。

補法　ITxIII/1：(a)

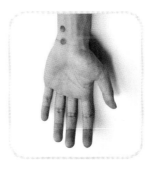

（左手）

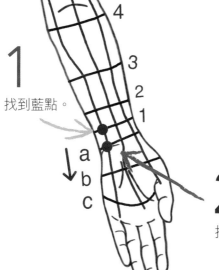

找到藍點。

找到紅點。

右肩前側痛

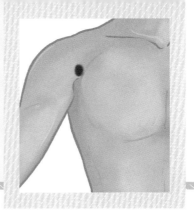

瀉法 IAxII/0：a

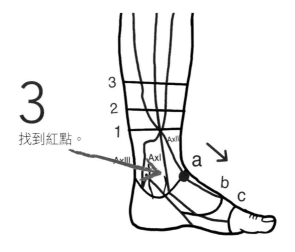

3

找到紅點。

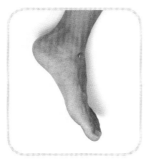

（左足）

先做瀉法，再做補法，為一回。早晚各做一回。

步驟一　**瀉法**：刺激●紅點（紅點也深壓到底再往箭頭方向，有節奏的刺激）。約 30-40 秒放開。

步驟二　**補法**：深壓●藍點（不動），並同時刺激●紅點（紅點也深壓到底，順著箭頭方向傾斜 15 度即可）。約 30-40 秒後，同時放開。

補法　rTxIII/1：(a)

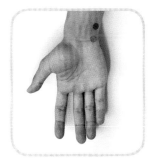

（右手）

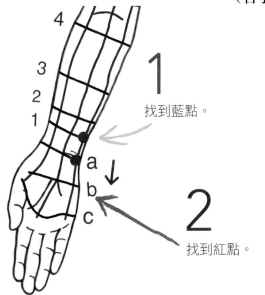

找到藍點。

找到紅點。

左肩上側痛

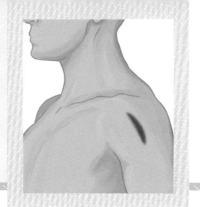

瀉法　rAxII/2：a

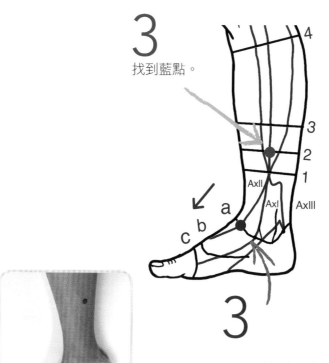

3
找到藍點。

找到紅點。

（右足）

先做瀉法，再做補法，為一回。早晚各做一回。

步驟一　**瀉法**：深壓●藍點（不動），並同時刺激●紅點（紅點也深壓到底再往箭頭方向，有節奏的刺激）。約 30-40 秒後，同時放開。

步驟二　**補法**：深壓●藍點（不動），並同時刺激●紅點（紅點也深壓到底，順著箭頭方向傾斜 15 度即可）。約 30-40 秒後，同時放開。

補法　　ITxIII/1：（a）

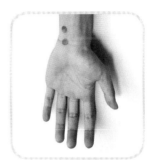

（左手）

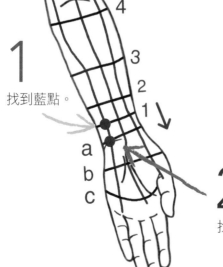

找到藍點。

1

4

3

2

1

a
b
c

2

找到紅點。

肩部

左肩上側痛

右肩上側痛

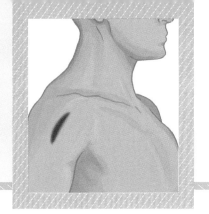

瀉法　IAxII/2：a

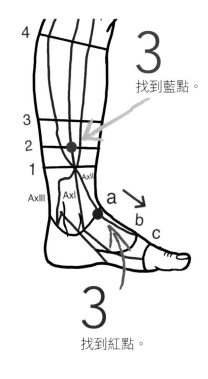

4

3

3
2
1

AxII

AxIII　AxI

a
b
c

3
找到藍點。

3
找到紅點。

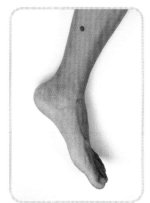

（左足）

先做瀉法，再做補法，為一回。早晚各做一回。

步驟一　**瀉法**：深壓●藍點（不動），並同時刺激●紅點（紅點也深壓到底再往箭頭方向，有節奏的刺激）。約 30-40 秒後，同時放開。

步驟二　**補法**：深壓●藍點（不動），並同時刺激●紅點（紅點也深壓到底，順著箭頭方向傾斜 15 度即可）。約 30-40 秒後，同時放開。

補法　rTxIII/1：(a)

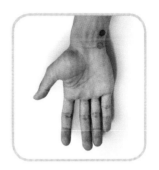

（右手）

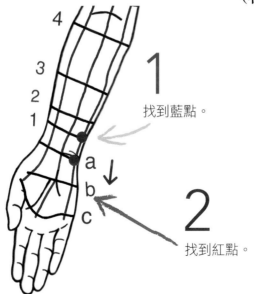

找到藍點。

找到紅點。

左肩後側痛

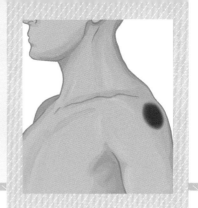

瀉法 rAxlll/a：a

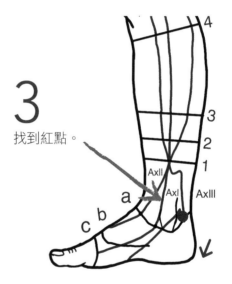

3

找到紅點。

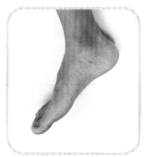

（右足）

先做瀉法，再做補法，為一回。早晚各做一回。

步驟一　**瀉法**：刺激●紅點（紅點也深壓到底再往箭頭方向，有節奏的刺激）。約 30-40 秒後放開。

步驟二　**補法**：刺激●紅點（深壓到底，順著箭頭方向傾斜 15 度即可）。約 30-40 秒後放開。

補法　rAxIII/a：（a）

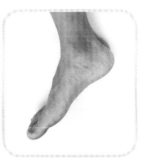

（右足）

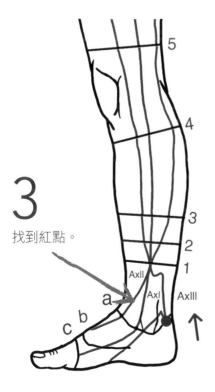

3

找到紅點。

右肩後側痛

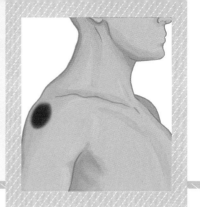

IAxIII/a：a

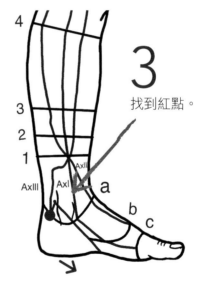

3

找到紅點。

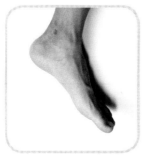

（左足）

先做瀉法，再做補法，為一回。早晚各做一回。

步驟一　**瀉法**：刺激●紅點（紅點也深壓到底再往箭頭方向，有節奏的刺激）。約 30-40 秒後放開。

步驟二　**補法**：刺激●紅點（深壓到底，順著箭頭方向傾斜 15 度即可）。約 30-40 秒後放開。

補法　IAxIII/a：（a）

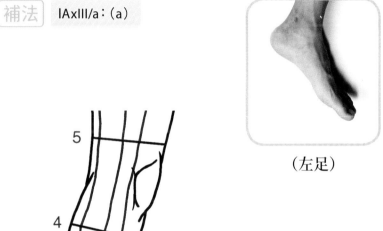

（左足）

5

4

3

2

1

AxIII　AxI

AxII

a

b

c

3

找到紅點。

左肩膀痛

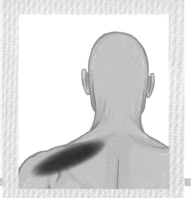

瀉法 rAxIII/a：a

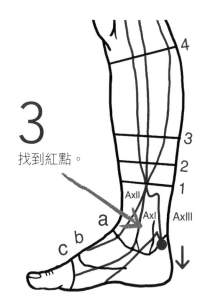

3

找到紅點。

4

3

2

1

AxII

AxI

AxIII

a

c b

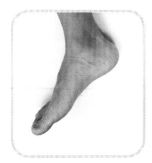

（右足）

先做瀉法，再做補法，為一回。早晚各做一回。

步驟一　**瀉法**：刺激●紅點（紅點也深壓到底再往箭頭方向，有節奏的刺激）。約 30-40 秒後放開。

步驟二　**補法**：刺激●紅點（深壓到底，順著箭頭方向傾斜 15 度即可）。約 30-40 秒後放開。

補法　rAxIII/a：（a）

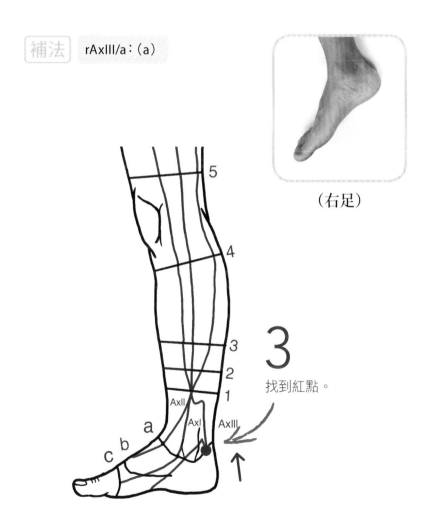

（右足）

5

4

3

3
找到紅點。

2

1

AxII

AxI　AxIII

a

c b

右肩膀痛

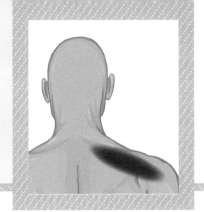

瀉法　IAxIII/a：a

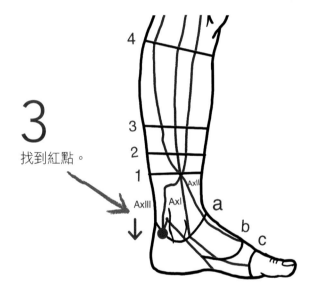

3

找到紅點。

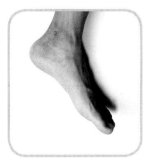

（左足）

先做瀉法，再做補法，為一回。早晚各做一回。

步驟一　**瀉法**：刺激●紅點（紅點也深壓到底再往箭頭方向，有節奏的刺激）。約 30-40 秒後放開。

步驟二　**補法**：刺激●紅點（深壓到底，順著箭頭方向傾斜 15 度即可）。約 30-40 秒後放開。

補法　IAxIII/a：(a)

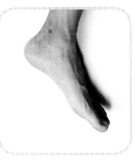

（左足）

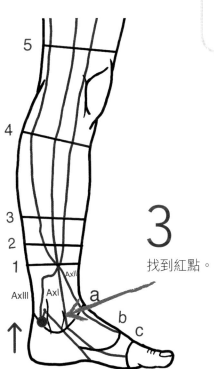

3

找到紅點。

左肩胛骨痛

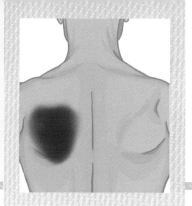

rAxI/b：b

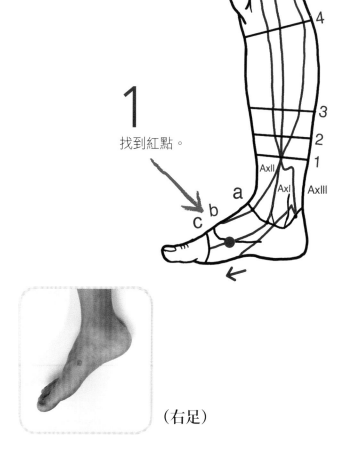

1

找到紅點。

（右足）

先做瀉法，再做補法，為一回。早晚各做一回。

步驟一 **瀉法**：刺激●紅點（紅點也深壓到底再往箭頭方向，有節奏的刺激）。約 30-40 秒後放開。

步驟二 **補法**：深壓●藍點（不動），並同時刺激●紅點（紅點也深壓到底，順著箭頭方向傾斜 15 度即可）。約 30-40 秒後，同時放開。

補法 rTxII/2：（b）

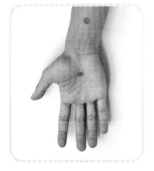

（右手）

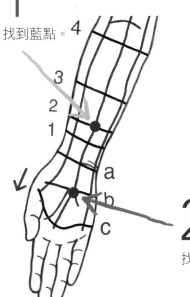

1
找到藍點。

4
3
2
1

a
b
c

2
找到紅點。

右肩胛骨痛

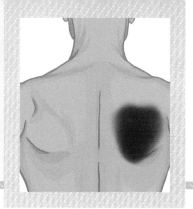

瀉法　IAxI/b：b

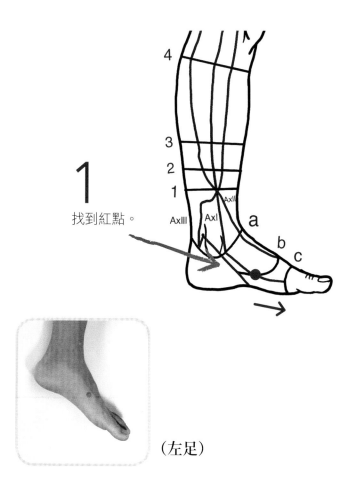

1
找到紅點。

（左足）

先做瀉法，再做補法，為一回。早晚各做一回。

步驟一　**瀉法**：刺激●紅點（紅點也深壓到底再往箭頭方向，有節奏的刺激）。約 30-40 秒後放開。

步驟二　**補法**：深壓●藍點（不動），並同時刺激●紅點（紅點也深壓到底，順著箭頭方向傾斜 15 度即可）。約 30-40 秒後，同時放開。

補法　ITxII/2：（b）

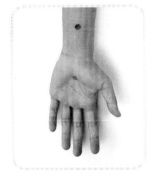

（左手）

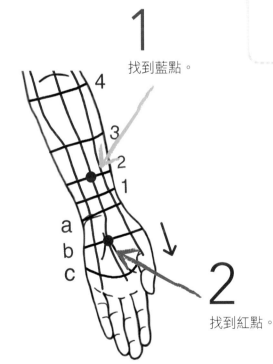

1　找到藍點。

2　找到紅點。

左肩胛骨上角痛

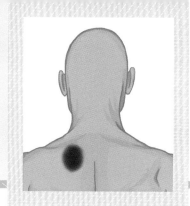

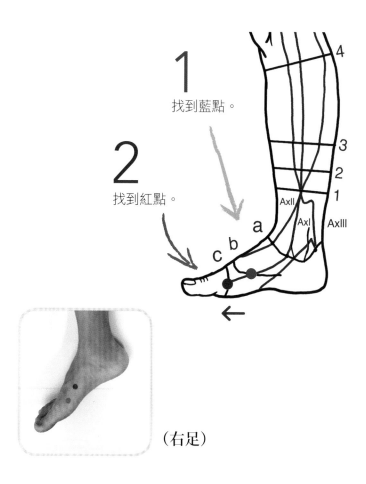

1
找到藍點。

2
找到紅點。

AxII AxI AxIII

4
3
2
1

a
c b

（右足）

先做瀉法，再做補法，為一回。早晚各做一回。

步驟一　**瀉法**：深壓●藍點（不動），並同時刺激●紅點（紅點也深壓到底再往箭頭方向，有節奏的刺激）。約 30-40 秒後，同時放開。

步驟二　**補法**：深壓●藍點（不動），並同時刺激●紅點（紅點也深壓到底，順著箭頭方向傾斜 15 度即可）。約 30-40 秒後，同時放開。

補法　rTxII/2：（c）

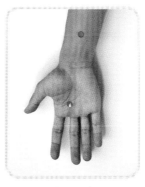

（右手）

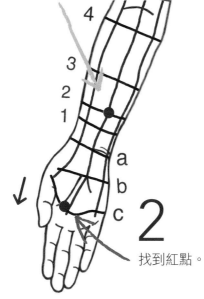

1 找到藍點。

4
3
2
1

a
b
c

2 找到紅點。

右肩胛骨上角痛

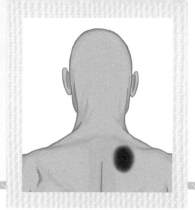

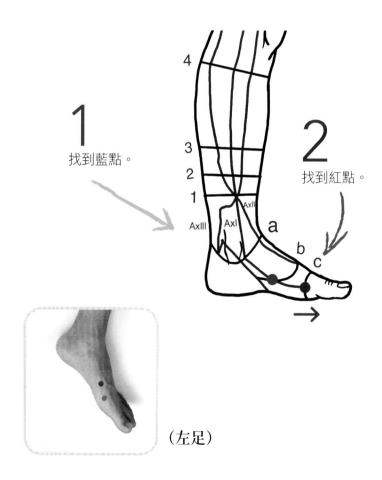

1 找到藍點。

2 找到紅點。

（左足）

先做瀉法，再做補法，為一回。早晚各做一回。

步驟一　**瀉法**：深壓●藍點（不動），並同時刺激●紅點（紅點也深壓到底再往箭頭方向，有節奏的刺激）。約 30-40 秒後，同時放開。

步驟二　**補法**：深壓●藍點（不動），並同時刺激●紅點（紅點也深壓到底，順著箭頭方向傾斜 15 度即可）。約 30-40 秒後，同時放開。

補法 ITxII/2：(c)

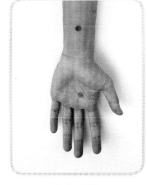

（左手）

1

找到藍點。

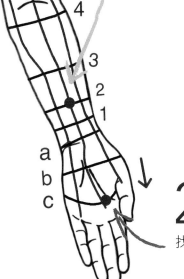

2

找到紅點。

左側
網球肘

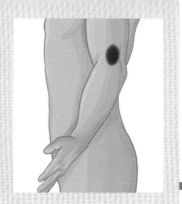

瀉法 rAxII/2：3

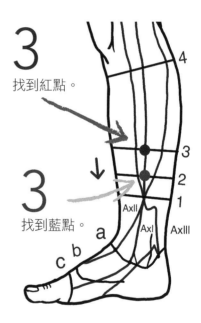

3
找到紅點。

3
找到藍點。

4

3

2

1

AxII

AxI   AxIII

a

c b

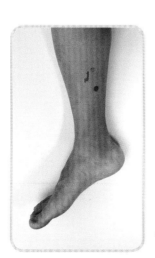

（右足）

先做瀉法，再做補法，為一回。早晚各做一回。

步驟一　**瀉法**：深壓●藍點（不動），並同時刺激●紅點（紅點也深壓到底再往箭頭方向，有節奏的刺激）。約 30-40 秒後，同時放開。

步驟二　**補法**：深壓●藍點（不動），並同時刺激●紅點（紅點也深壓到底，順著箭頭方向傾斜 15 度即可）。約 30-40 秒後，同時放開。

補法 ITxIII/1：（3）

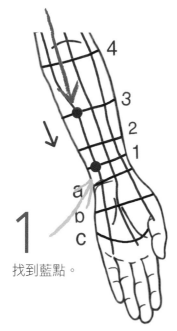

3
找到紅點。

1
找到藍點。

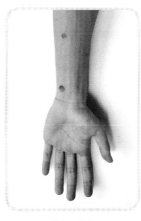

（左手）

右側
網球肘

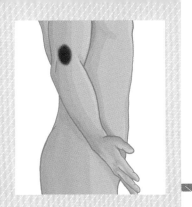

IAxII/2：3

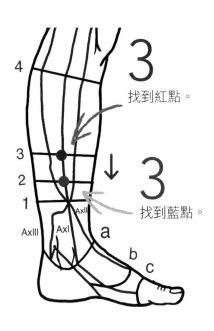

3

找到紅點。

↓ 3

找到藍點。

4

3

2

1

AxIII AxI AxII a b c

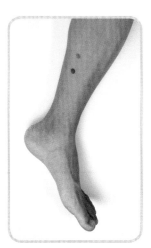

（左足）

先做瀉法，再做補法，為一回。早晚各做一回。

步驟一　**瀉法**：深壓●藍點（不動），並同時刺激●紅點（紅點也深壓到底再往箭頭方向，有節奏的刺激）。約 30-40 秒後，同時放開。

步驟二　**補法**：深壓●藍點（不動），並同時刺激●紅點（紅點也深壓到底，順著箭頭方向傾斜 15 度即可）。約 30-40 秒後，同時放開。

補法　rTxIII/1：（3）

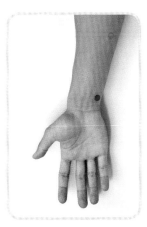

（右手）

3

找到紅點。

4
3
2
1

a
b
c

1

找到藍點。

左側
高爾夫球肘

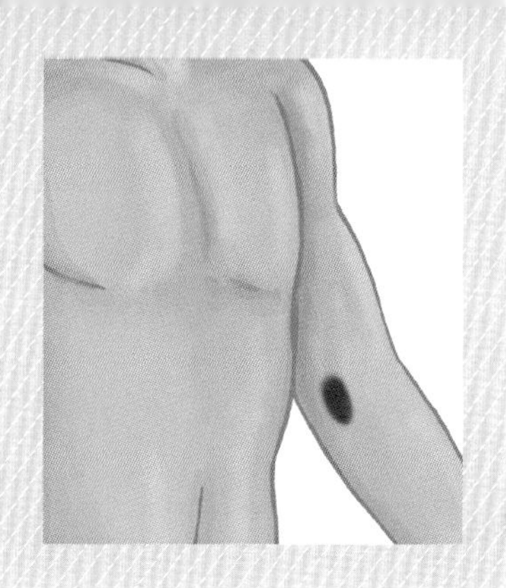

瀉法 rAxI/0：3

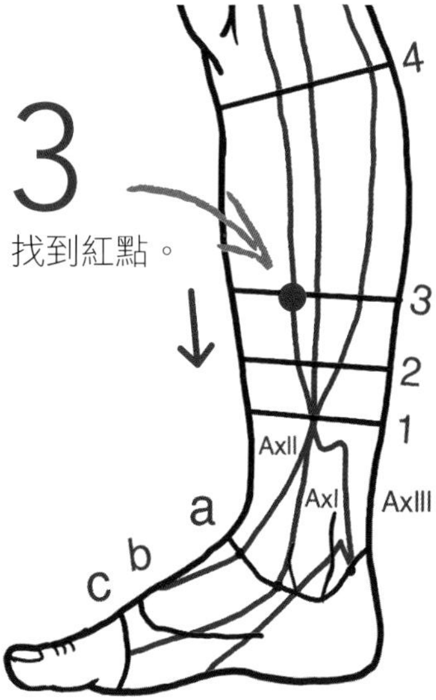

4
3
找到紅點。
3
2
1
AxII
AxI
AxIII
a
b
c

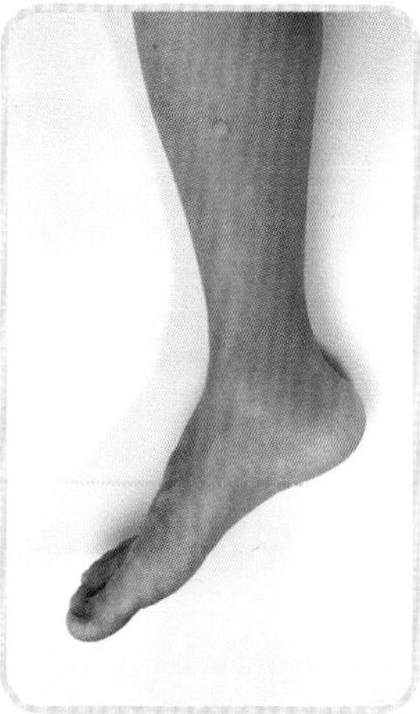

（右足）

先做瀉法，再做補法，為一回。早晚各做一回。

步驟一　**瀉法**：刺激●紅點（紅點也深壓到底再往箭頭方向，有節奏的刺激）。約 30-40 秒後放開。

步驟二　**補法**：深壓●藍點（不動），並同時刺激●紅點（紅點也深壓到底，順著箭頭方向傾斜 15 度即可）。約 30-40 秒後，同時放開。

補法　rTxII/2：（3）

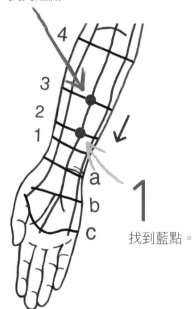

3

找到紅點。

找到藍點。

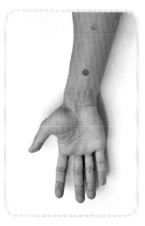

（右手）

左側高爾夫球肘

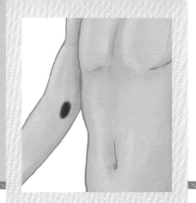

右側
高爾夫球肘

瀉法　IAxI/0：3

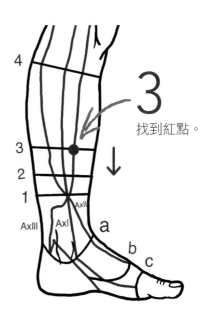

3

找到紅點。

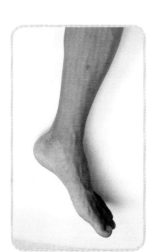

（左足）

先做瀉法，再做補法，為一回。早晚各做一回。

步驟一 **瀉法**：刺激●紅點（紅點也深壓到底再往箭頭方向，有節奏的刺激）。約 30-40 秒後放開。

步驟二 **補法**：深壓●藍點（不動），並同時刺激●紅點（紅點也深壓到底，順著箭頭方向傾斜 15 度即可）。約 30-40 秒後，同時放開。

補法 ITxII/2：（3）

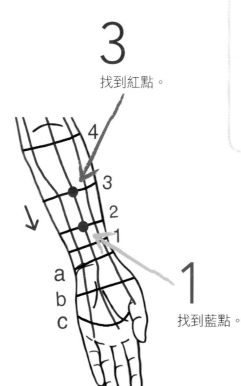

3
找到紅點。

找到藍點。

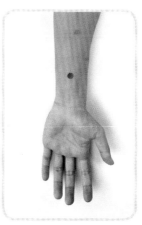

（左手）

右側高爾夫球肘

左側
棒球肘

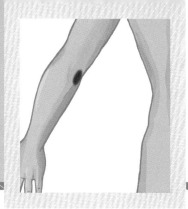

瀉法　rAxI/b：3

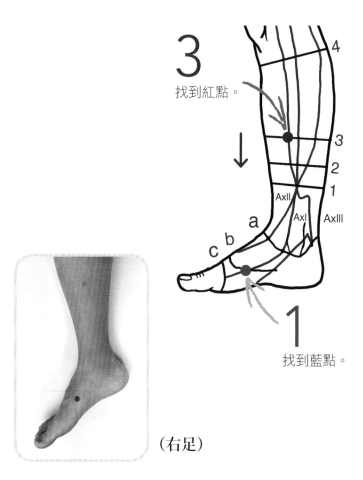

3

找到紅點。

4

3

2

1

AxII

AxI

AxIII

a

c b

1

找到藍點。

（右足）

先做瀉法，再做補法，為一回。早晚各做一回。

步驟一　**瀉法**：深壓●藍點（不動），並同時刺激●紅點（紅點也深壓到底再往箭頭方向，有節奏的刺激）。約 30-40 秒後，同時放開。

步驟二　**補法**：深壓●藍點（不動），並同時刺激●紅點（紅點也深壓到底，順著箭頭方向傾斜 15 度即可）。約 30-40 秒後，同時放開。

補法　rTxII/2：（3）

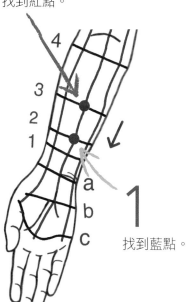

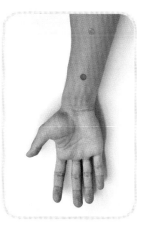

（右手）

右側
棒球肘

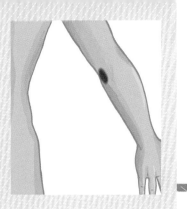

瀉法　IAxI/b：3

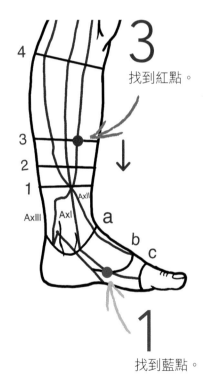

找到紅點。

找到藍點。

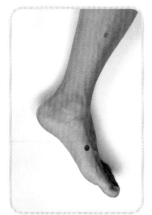

（左足）

先做瀉法，再做補法，為一回。早晚各做一回。

步驟一　**瀉法**：深壓●藍點（不動），並同時刺激●紅點（紅點也深壓到底再往箭頭方向，有節奏的刺激）。約 30-40 秒後，同時放開。

步驟二　**補法**：深壓●藍點（不動），並同時刺激●紅點（紅點也深壓到底，順著箭頭方向傾斜 15 度即可）。約 30-40 秒後，同時放開。

補法　ITxII/2：（3）

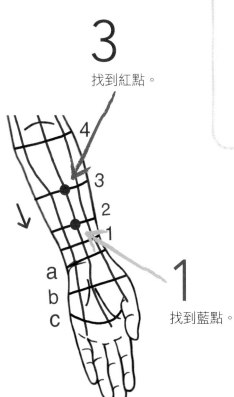

3

找到紅點。

4

3

2

1

a
b
c

1

找到藍點。

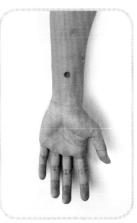

（左手）

左手
拇指痛 1

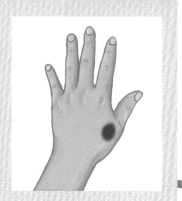

瀉法　rAxⅡ/2：c

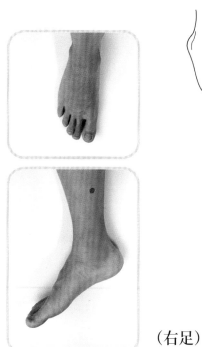

2

找到紅點。

3

找到藍點。

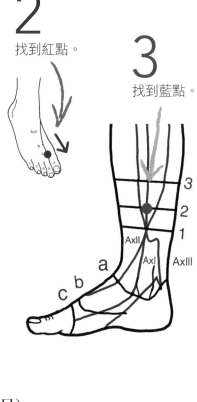

（右足）

先做瀉法，再做補法，為一回。早晚各做一回。

步驟一　**瀉法**：深壓●藍點（不動），並同時刺激●紅點（紅點也深壓到底再往箭頭方向，有節奏的刺激）。約 30-40 秒後，同時放開。

步驟二　**補法**：深壓●藍點（不動），並同時刺激●紅點（紅點也深壓到底，順著箭頭方向傾斜 15 度即可）。約 30-40 秒後，同時放開。

補法　ITxIII/1：（c）

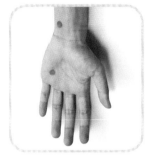

（左手）

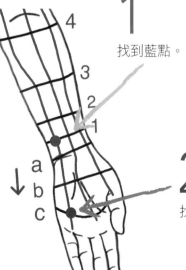

1　找到藍點。

4

3

2

1

a
b
c

2　找到紅點。

左手
拇指痛 2

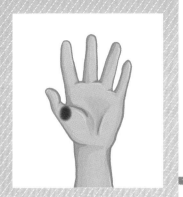

瀉法 rAxII/0：c

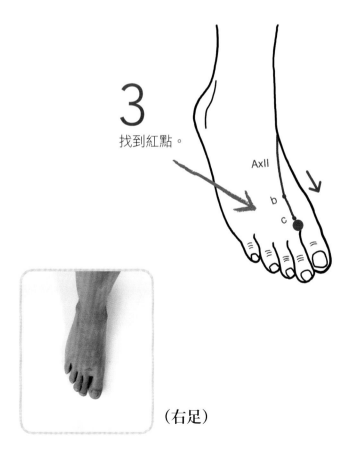

3 找到紅點。

AxII

b

c

（右足）

先做瀉法，再做補法，為一回。早晚各做一回。

步驟一　**瀉法**：刺激●紅點（紅點也深壓到底再往箭頭方向，有節奏的刺激）。約 30-40 秒後放開。

步驟二　**補法**：深壓●藍點（不動），並同時刺激●紅點（紅點也深壓到底，順著箭頭方向傾斜 15 度即可）。約 30-40 秒後，同時放開。

補法　ITxIII/1：（c）

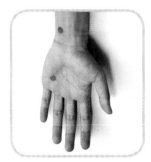

（左手）

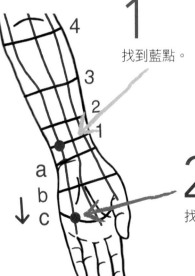

1　找到藍點。

2　找到紅點。

右手
拇指痛 1

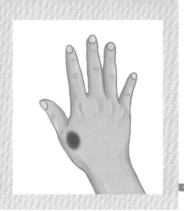

瀉法　IAxII/2：c

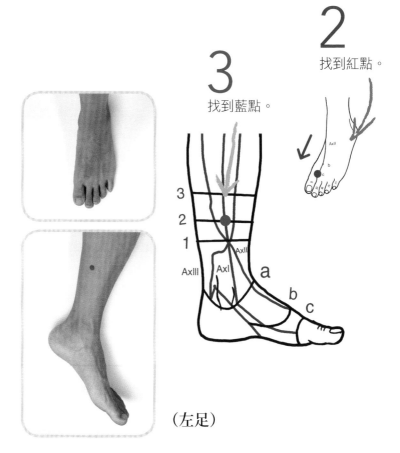

2 找到紅點。

3 找到藍點。

（左足）

先做瀉法，再做補法，為一回。早晚各做一回。

步驟一　**瀉法**：深壓●藍點（不動），並同時刺激●紅點（紅點也深壓到底再往箭頭方向，有節奏的刺激）。約 30-40 秒後，同時放開。

步驟二　**補法**：深壓●藍點（不動），並同時刺激●紅點（紅點也深壓到底，順著箭頭方向傾斜 15 度即可）。約 30-40 秒後，同時放開。

補法　rTxIII/1：（c）

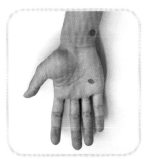

（右手）

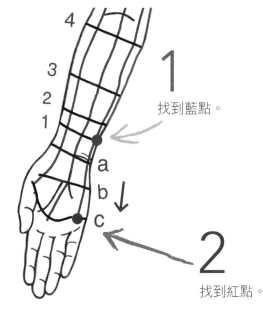

1　找到藍點。

2　找到紅點。

右手
拇指痛 2

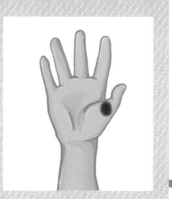

瀉法 IAxII/0：c

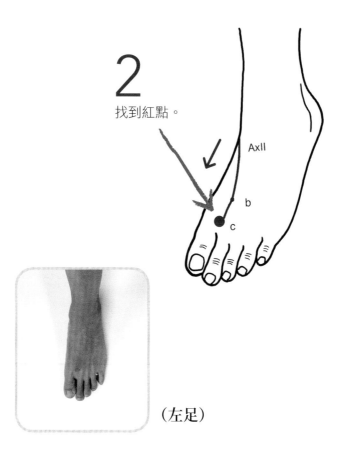

2
找到紅點。

AxII

b

c

（左足）

先做瀉法，再做補法，為一回。早晚各做一回。

步驟一　**瀉法**：刺激●紅點（紅點也深壓到底再往箭頭方向，有節奏的刺激）。約 30-40 秒後放開。

步驟二　**補法**：深壓●藍點（不動），並同時刺激●紅點（紅點也深壓到底，順著箭頭方向傾斜 15 度即可）。約 30-40 秒後，同時放開。

補法　rTxIII/1：（c）

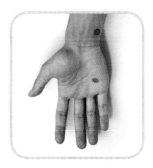

（右手）

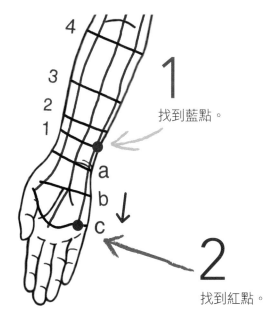

1 找到藍點。

2 找到紅點。

左手食指、中指、無名指掌側痛

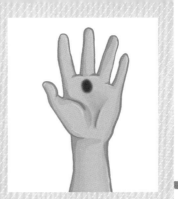

3

找到紅點。

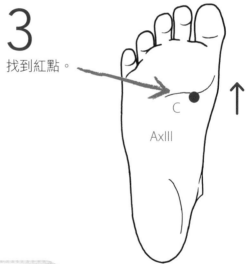

C

AxIII

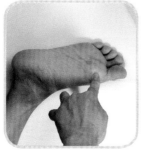

（右足）

先做瀉法，再做補法，為一回。早晚各做一回。

步驟一　**瀉法**：刺激●紅點（紅點也深壓到底再往箭頭方向，有節奏的刺激）。約 30-40 秒後放開。

步驟二　**補法**：深壓●藍點（不動），並同時刺激●紅點（紅點也深壓到底，順著箭頭方向傾斜 15 度即可）。約 30-40 秒後，同時放開。

補法　 rAxIII/a：（c）

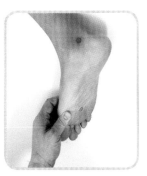

（右足）

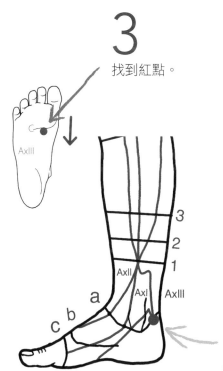

3
找到紅點。

3
找到藍點。

右手食指、中指、無名指掌側痛

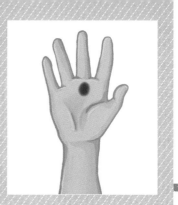

3

找到紅點。

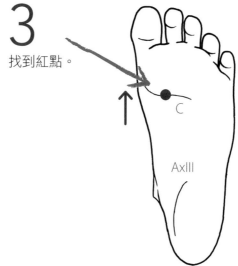

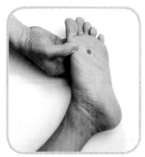

（左足）

先做瀉法，再做補法，為一回。早晚各做一回。

步驟一　**瀉法**：刺激●紅點（紅點也深壓到底再往箭頭方向，有節奏的刺激）。約 30-40 秒後放開。

步驟二　**補法**：深壓●藍點（不動），並同時刺激●紅點（紅點也深壓到底，順著箭頭方向傾斜 15 度即可）。約 30-40 秒後，同時放開。

補法　IAxlll/a：（c）

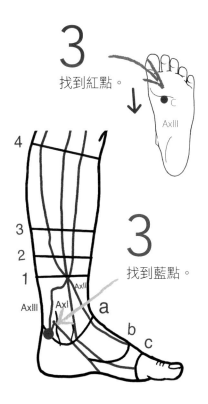

3
找到紅點。

AxⅢ

3
找到藍點。

4

3
2
1

AxⅢ　AxⅠ　AxⅡ

a

b

c

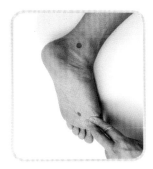

（左足）

左手小指掌側痛

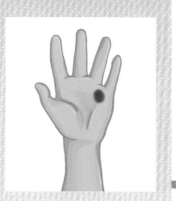

漓法　rAxl/0：c

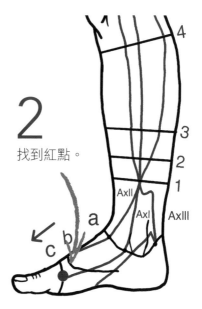

2

找到紅點。

AxII

AxI　AxIII

a

c b

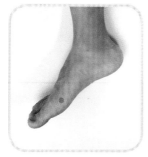

（右足）

先做瀉法，再做補法，為一回。早晚各做一回。

步驟一　**瀉法**：刺激●紅點（紅點也深壓到底再往箭頭方向，有節奏的刺激）。約 30-40 秒後放開。

步驟二　**補法**：深壓●藍點（不動），並同時刺激●紅點（紅點也深壓到底，順著箭頭方向傾斜 15 度即可）。約 30-40 秒後，同時放開。

補法　rTxII/2：(c)

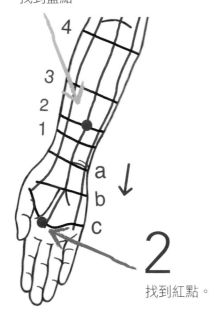

1

找到藍點。

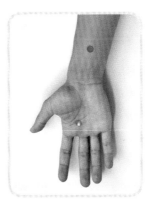

（右手）

2

找到紅點。

右手小指
掌側痛

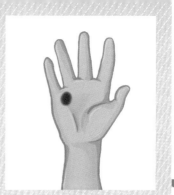

瀉法 IAxI/0：c

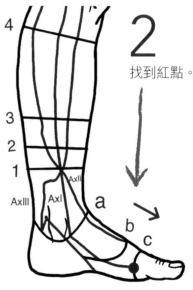

2

找到紅點。

4

3
2
1

AxII

AxIII　AxI

a

b　c

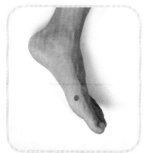

（左足）

先做瀉法，再做補法，為一回。早晚各做一回。

步驟一 **瀉法**：刺激●紅點（紅點也深壓到底再往箭頭方向，有節奏的刺激）。約 30-40 秒後放開。

步驟二 **補法**：深壓●藍點（不動），並同時刺激●紅點（紅點也深壓到底，順著箭頭方向傾斜 15 度即可）。約 30-40 秒後，同時放開。

補法 ITxII/2：（c）

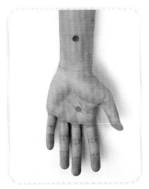

（左手）

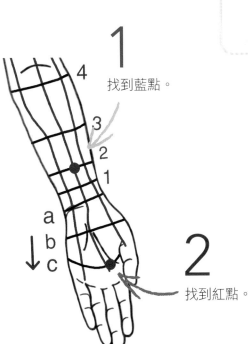

4

3

2

1

1 找到藍點。

a
b
c

2 找到紅點。

左手小指外側痛

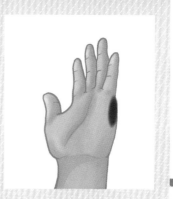

瀉法　rAxl/b：c

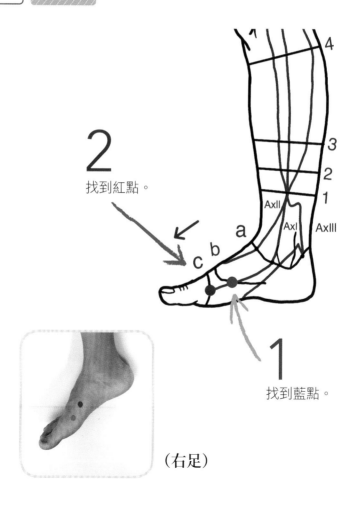

2

找到紅點。

1

找到藍點。

（右足）

先做瀉法，再做補法，為一回。早晚各做一回。

步驟一　**瀉法**：深壓●藍點（不動），並同時刺激●紅點（紅點也深壓到底再往箭頭方向，有節奏的刺激）。約 30-40 秒後，同時放開。

步驟二　**補法**：深壓●藍點（不動），並同時刺激●紅點（紅點也深壓到底，順著箭頭方向傾斜 15 度即可）。約 30-40 秒後，同時放開。

補法　rTxII/2：（c）

左手小指外側痛

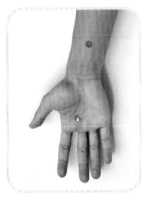

（右手）

1

找到藍點。

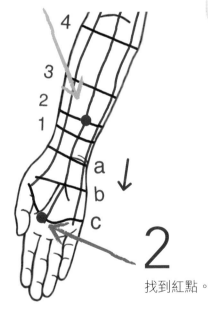

4
3
2
1

a
b
c

2

找到紅點。

右手小指
外側痛

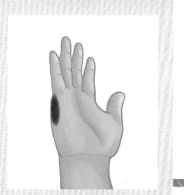

瀉法 IAxI/b：c

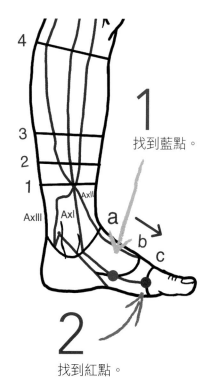

4

3

2

1

AxIII AxI AxII

a

b c

1

找到藍點。

2

找到紅點。

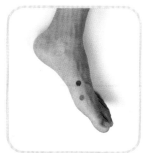

（左足）

先做瀉法，再做補法，為一回。早晚各做一回。

步驟一　**瀉法**：深壓●藍點（不動），並同時刺激●紅點（紅點也深壓到底再往箭頭方向，有節奏的刺激）。約 30-40 秒後，同時放開。

步驟二　**補法**：深壓●藍點（不動），並同時刺激●紅點（紅點也深壓到底，順著箭頭方向傾斜 15 度即可）。約 30-40 秒後，同時放開。

補法　ITxII/2：（c）

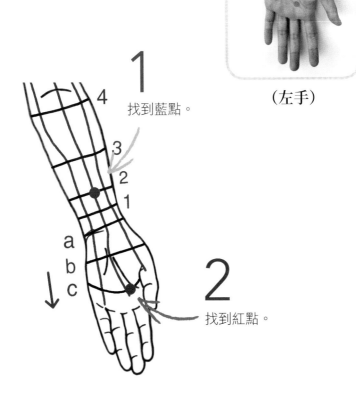

（左手）

1　找到藍點。

2　找到紅點。

4
3
2
1

a
b
c

左手食指、中指、無名指背側痛

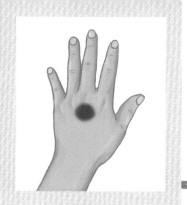

瀉法 rAxIII/a：c

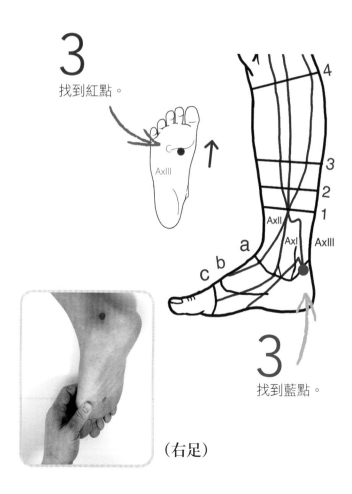

3 找到紅點。

AxIII

3 找到藍點。

（右足）

先做瀉法，再做補法，為一回。早晚各做一回。

步驟一 **瀉法**：深壓●藍點（不動），並同時刺激●紅點（紅點也深壓到底再往箭頭方向，有節奏的刺激）。約 30-40 秒後，同時放開。

步驟二 **補法**：深壓●藍點（不動），並同時刺激●紅點（紅點也深壓到底，順著箭頭方向傾斜 15 度即可）。約 30-40 秒後，同時放開。

補法　rAxIII/a：（c）

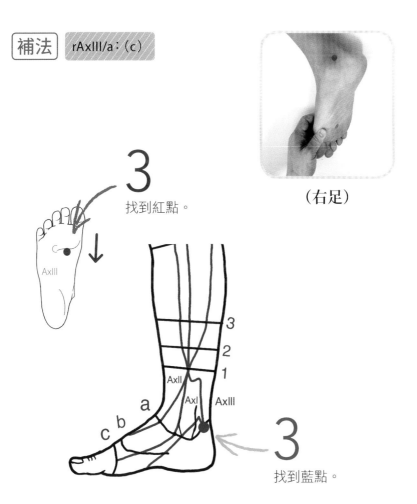

（右足）

3

找到紅點。

AxIII

3
2
1

AxII

AxI　AxIII

c b a

3

找到藍點。

左手食指、中指、無名指背側痛

右手食指、
中指、無名指
背側痛

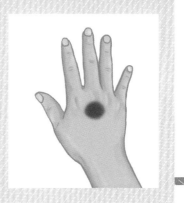

瀉法 IAxlll/a：c

3

找到紅點。

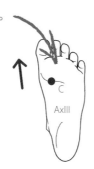

AxⅢ

3

找到藍點。

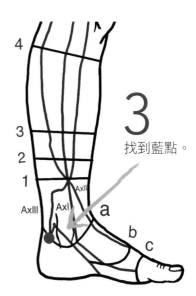

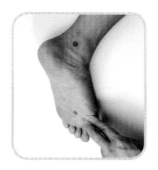

（左足）

先做瀉法，再做補法，為一回。早晚各做一回。

步驟一　**瀉法**：深壓●藍點（不動），並同時刺激●紅點（紅點也深壓到底再往箭頭方向，有節奏的刺激）。約 30-40 秒後，同時放開。

步驟二　**補法**：深壓●藍點（不動），並同時刺激●紅點（紅點也深壓到底，順著箭頭方向傾斜 15 度即可）。約 30-40 秒後，同時放開。

補法　IAxIII/a：(c)

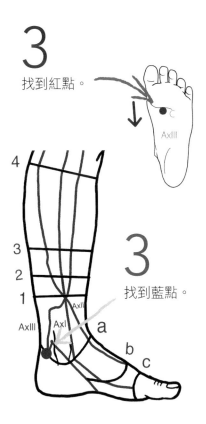

3

找到紅點。

找到藍點。

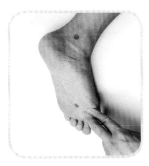

（左足）

左腕
關節痛 1

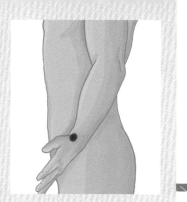

瀉法 rAxⅡ/2：a

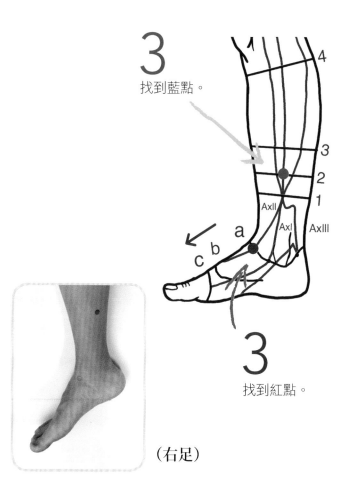

3
找到藍點。

3
找到紅點。

（右足）

先做瀉法，再做補法，為一回。早晚各做一回。

步驟一　**瀉法**：深壓●藍點（不動），並同時刺激●紅點（紅點也深壓到
底再往箭頭方向，有節奏的刺激）。約 30-40 秒後，同時放開。

步驟二　**補法**：深壓●藍點（不動），並同時刺激●紅點（紅點也深壓到
底，順著箭頭方向傾斜 15 度即可）。約 30-40 秒後，同時放開。

補法　ITxIII/1：（a）

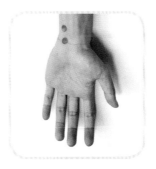

（左手）

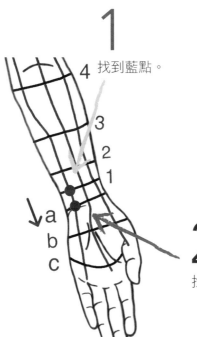

1

4　找到藍點。

3

2

1

a
b
c

2

找到紅點。

左腕
關節痛 3

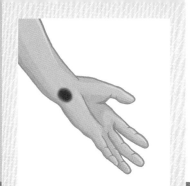

3

找到紅點。

AxII
AxI
AxIII

a
b
c

1

找到藍點。

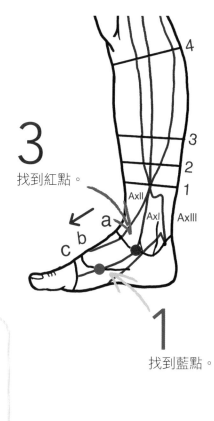

（右足）

先做瀉法，再做補法，為一回。早晚各做一回。

步驟一　**瀉法**：深壓●藍點（不動），並同時刺激●紅點（紅點也深壓到底再往箭頭方向，有節奏的刺激）。約 30-40 秒後，同時放開。

步驟二　**補法**：深壓●藍點（不動），並同時刺激●紅點（紅點也深壓到底，順著箭頭方向傾斜 15 度即可）。約 30-40 秒後，同時放開。

補法　rTxII/2：（a）

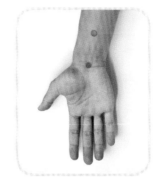

（右手）

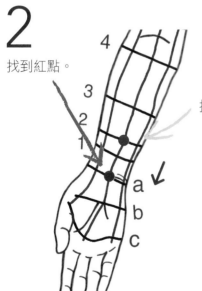

2　找到紅點。

4
3
2
1

1　找到藍點。

a
b
c

左腕
關節痛 4

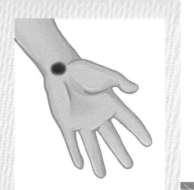

瀉法 rAxIII/0：a

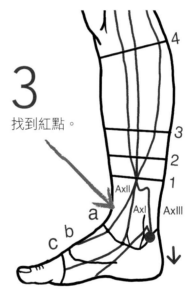

3

找到紅點。

（右足）

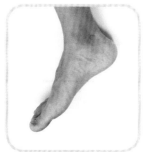

先做瀉法，再做補法，為一回。早晚各做一回。

步驟一 **瀉法**：刺激●紅點（紅點也深壓到底再往箭頭方向，有節奏的刺激）。約 30-40 秒後放開。

步驟二 **補法**：刺激●紅點（深壓到底，順著箭頭方向傾斜 15 度即可）。約 30-40 秒後放開。

補法　rAxIII/a：（a）

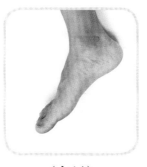

（右足）

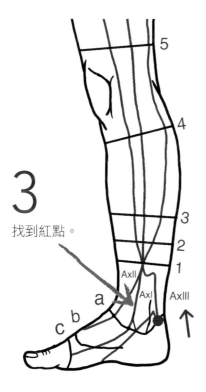

3

找到紅點。

左腕
關節痛 5

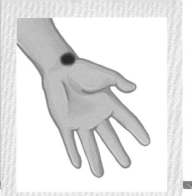

瀉法 rAxll/0：a

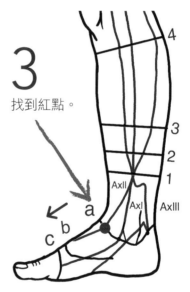

3

找到紅點。

a
b
c

AxII
AxI
AxIII

4
3
2
1

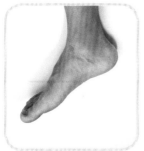

（右足）

先做瀉法，再做補法，為一回。早晚各做一回。

步驟一　**瀉法**：刺激●紅點（紅點也深壓到底再往箭頭方向，有節奏的刺激）。約 30-40 秒後放開。

步驟二　**補法**：深壓●藍點（不動），並同時刺激●紅點（紅點也深壓到底，順著箭頭方向傾斜 15 度即可）。約 30-40 秒後，同時放開。

補法　ITxIII/1：（a）

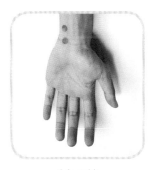

（左手）

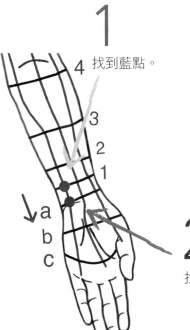

1

4　找到藍點。

3

2

1

a
b
c

2

找到紅點。

左腕
關節痛 6

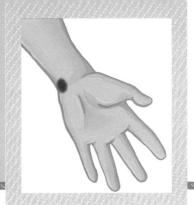

瀉法　rAxI/0：a

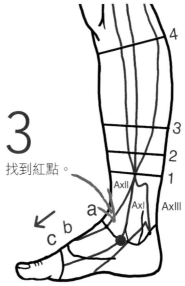

3
找到紅點。

（右足）

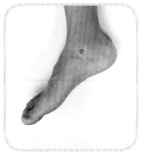

先做瀉法，再做補法，為一回。早晚各做一回。

步驟一　**瀉法**：刺激●紅點（紅點也深壓到底再往箭頭方向，有節奏的刺激）。約 30-40 秒後放開。

步驟二　**補法**：深壓●藍點（不動），並同時刺激●紅點（紅點也深壓到底，順著箭頭方向傾斜 15 度即可）。約 30-40 秒後，同時放開。

補法　rTxII/2：（a）

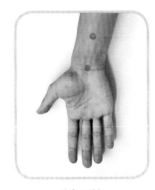

（右手）

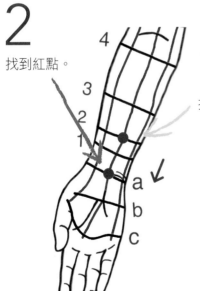

2　找到紅點。

4

3

2

1

1　找到藍點。

a
b
c

右腕
關節痛 1

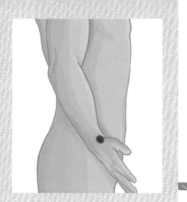

IAxII/2：a

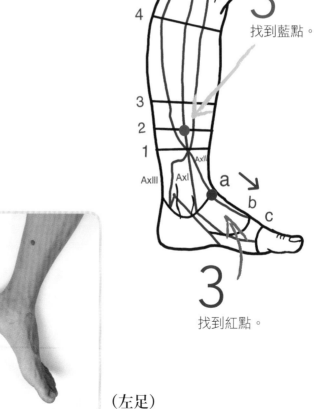

3

找到藍點。

3

找到紅點。

（左足）

先做瀉法，再做補法，為一回。早晚各做一回。

步驟一　瀉法：深壓●藍點（不動），並同時刺激●紅點（紅點也深壓到底再往箭頭方向，有節奏的刺激）。約 30-40 秒後，同時放開。

步驟二　補法：深壓●藍點（不動），並同時刺激●紅點（紅點也深壓到底，順著箭頭方向傾斜 15 度即可）。約 30-40 秒後，同時放開。

補法　rTxIII/1：(a)

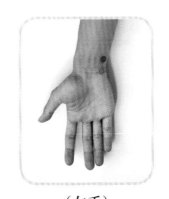

（右手）

2
找到紅點。

4
3
2
1

1
找到藍點。

a
b
c

右腕
關節痛 2

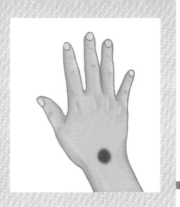

瀉法 IAxIII/a：a

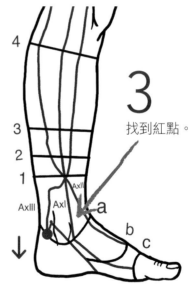

3
找到紅點。

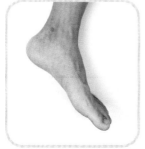

（左足）

先做瀉法，再做補法，為一回。早晚各做一回。

步驟一 **瀉法**：刺激●紅點（紅點也深壓到底再往箭頭方向，有節奏的刺激）。約 30-40 秒後放開。

步驟二 **補 法**：刺激●紅點（深壓到底，順著箭頭方向傾斜 15 度即可）。約 30-40 秒後放開。

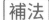 補法 IAxIII/a：（a）

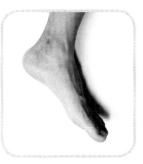

（左足）

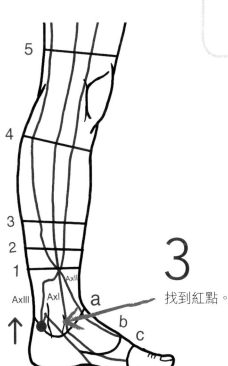

3 找到紅點。

右腕
關節痛 3

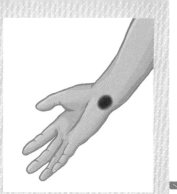

瀉法 IAxI/b：a

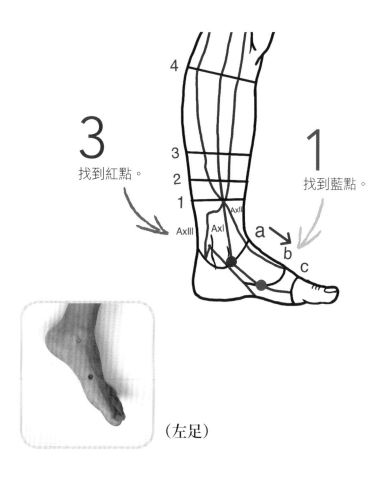

3 找到紅點。

1 找到藍點。

（左足）

先做瀉法，再做補法，為一回。早晚各做一回。

步驟一　**瀉法：**深壓●藍點（不動），並同時刺激●紅點（紅點也深壓到底再往箭頭方向，有節奏的刺激）。約 30-40 秒後放開。

步驟二　**補法：**深壓●藍點（不動），並同時刺激●紅點（紅點也深壓到底，順著箭頭方向傾斜 15 度即可）。約 30-40 秒後放開。

補法　ITxII/2：(a)

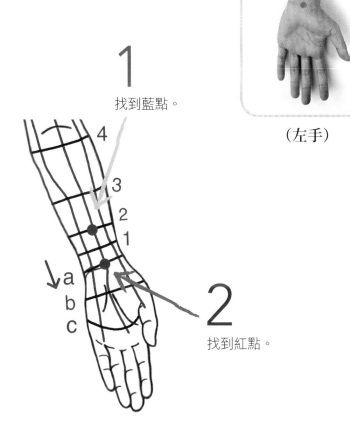

1

找到藍點。

4

3

2

1

a
b
c

2

找到紅點。

（左手）

右腕
關節痛 4

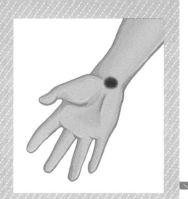

瀉法　IAxIII/0：a

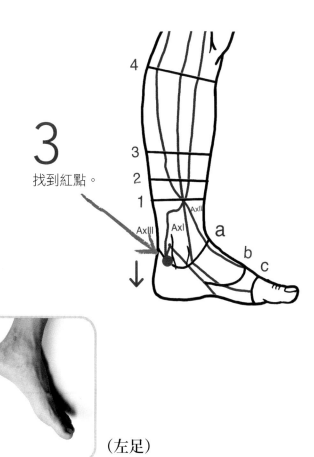

3

找到紅點。

（左足）

先做瀉法，再做補法，為一回。早晚各做一回。

步驟一　**瀉法**：刺激●紅點（紅點也深壓到底再往箭頭方向，有節奏的刺激）。約 30-40 秒後放開。

步驟二　**補法**：刺激●紅點（深壓到底，順著箭頭方向傾斜 15 度即可）。約 30-40 秒後放開。

補法　IAxIII/a：(a)

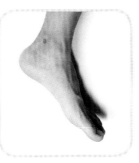

（左足）

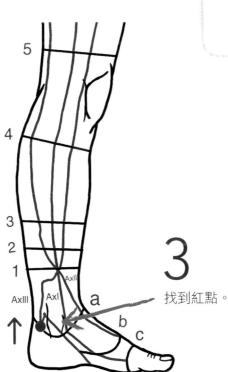

3

找到紅點。

右腕
關節痛 5

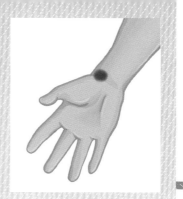

瀉法 IAxII/0：a

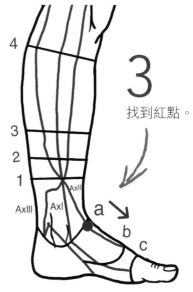

3

找到紅點。

a

b

c

AxIII AxI AxII

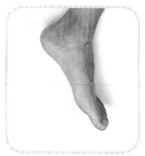

（左足）

先做瀉法，再做補法，為一回。早晚各做一回。

步驟一　**瀉法**：刺激●紅點（紅點也深壓到底再往箭頭方向，有節奏的刺激）。約 30-40 秒後放開。

步驟二　**補法**：深壓●藍點（不動），並同時刺激●紅點（紅點也深壓到底，順著箭頭方向傾斜 15 度即可）。約 30-40 秒後，同時放開。

補法　rTxIII/1：(a)

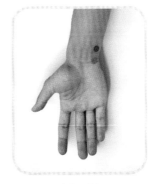

（右手）

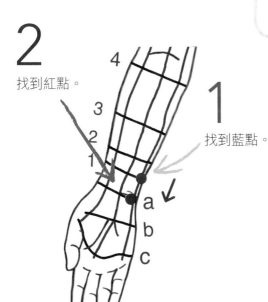

2　找到紅點。

4
3
2
1
a
b
c

1　找到藍點。

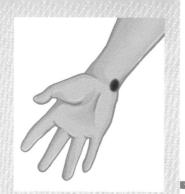

右腕
關節痛 6

瀉法　lAxl/0：a

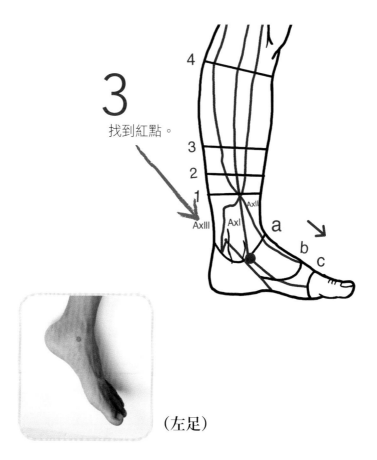

3

找到紅點。

（左足）

先做瀉法，再做補法，為一回。早晚各做一回。

步驟一　**瀉法**：刺激●紅點（紅點也深壓到底再往箭頭方向，有節奏的刺激）。約 30-40 秒後放開。

步驟二　**補法**：深壓●藍點（不動），並同時刺激●紅點（紅點也深壓到底，順著箭頭方向傾斜 15 度即可）。約 30-40 秒後，同時放開。

補法　ITxII/2：(a)

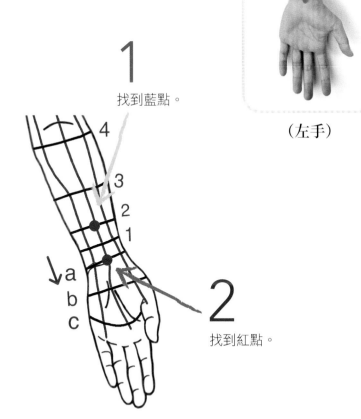

1

找到藍點。

（左手）

4

3

2

1

a
b
c

2

找到紅點。

左脇肋痛

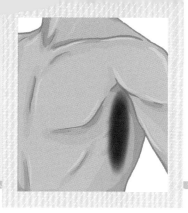

瀉法　ITxIII/1：6

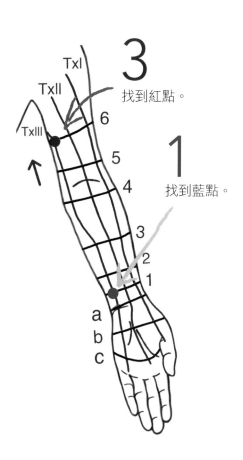

TxI
TxII
TxIII

3 找到紅點。

6
5
4
3
2
1

1 找到藍點。

a
b
c

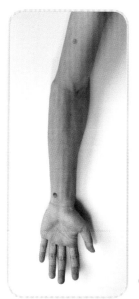

（左手）

先做瀉法，再做補法，為一回。早晚各做一回。

步驟一　**瀉法**：深壓●藍點（不動），並同時刺激●紅點（紅點也深壓到底再往箭頭方向，有節奏的刺激）。約 30-40 秒後，同時放開。

步驟二　**補法**：深壓●藍點（不動），並同時刺激●紅點（紅點也深壓到底，順著箭頭方向傾斜 15 度即可）。約 30-40 秒後，同時放開。

補法　　rTxI/1：（6）

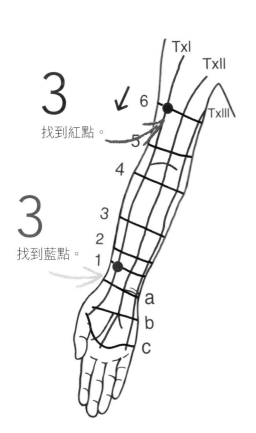

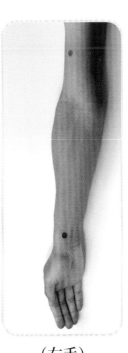

（右手）

右脇肋痛

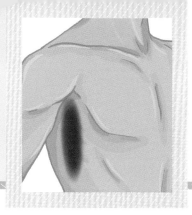

瀉法 rTxIII/1：6

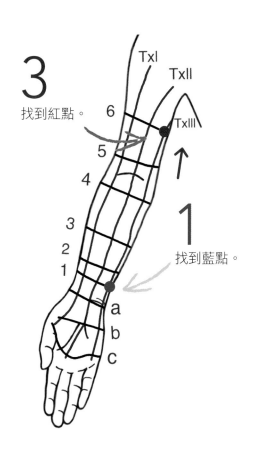

3 找到紅點。

TxI
TxII
TxIII

6
5
4
3
2
1

a
b
c

1 找到藍點。

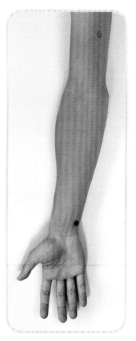

（右手）

先做瀉法，再做補法，為一回。早晚各做一回。

步驟一　**瀉法**：深壓●藍點（不動），並同時刺激●紅點（紅點也深壓到底再往箭頭方向，有節奏的刺激）。約 30-40 秒後，同時放開。

步驟二　**補法**：深壓●藍點（不動），並同時刺激●紅點（紅點也深壓到底，順著箭頭方向傾斜 15 度即可）。約 30-40 秒後，同時放開。

補法　ITxI/1：(6)

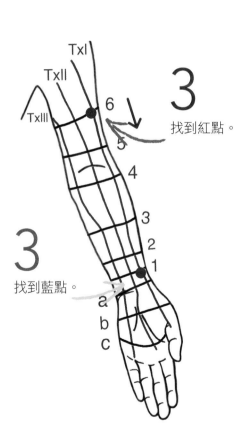

3　找到紅點。

3　找到藍點。

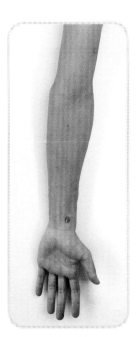

（左手）

左前胸痛

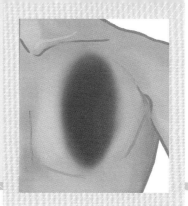

1 找到藍點。

2 找到紅點。

3
2
1

a
b
c

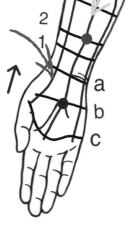

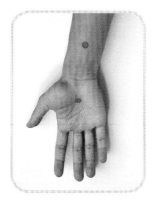

（右手）

先做瀉法，再做補法，為一回。早晚各做一回。

步驟一　**瀉法**：深壓●藍點（不動），並同時刺激●紅點（紅點也深壓到底再往箭頭方向，有節奏的刺激）。約 30-40 秒後，同時放開。

步驟二　**補法**：深壓●藍點（不動），並同時刺激●紅點（紅點也深壓到底，順著箭頭方向傾斜 15 度即可）。約 30-40 秒後，同時放開。

補法　rAxII/2：(b)

2
找到紅點。

3
找到藍點。

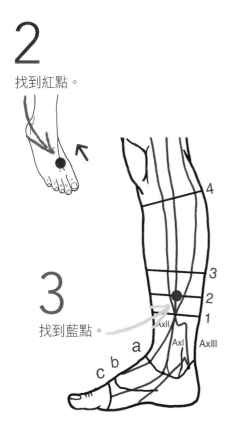

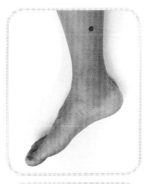

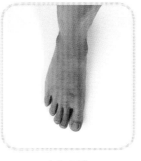

（右足）

右前胸痛

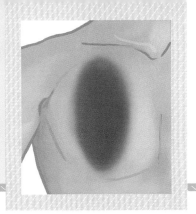

瀉法 ITxII/2：b

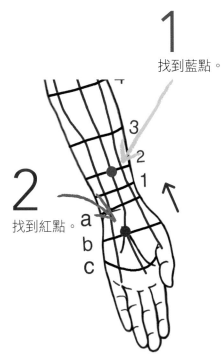

1 找到藍點。

2 找到紅點。

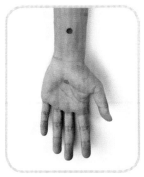

(左手)

先做瀉法，再做補法，為一回。早晚各做一回。

步驟一　**瀉法**：深壓●藍點（不動），並同時刺激●紅點（紅點也深壓到底再往箭頭方向，有節奏的刺激）。約 30-40 秒後，同時放開。

步驟二　**補法**：深壓●藍點（不動），並同時刺激●紅點（紅點也深壓到底，順著箭頭方向傾斜 15 度即可）。約 30-40 秒後，同時放開。

補法　IAxII/2：（b）

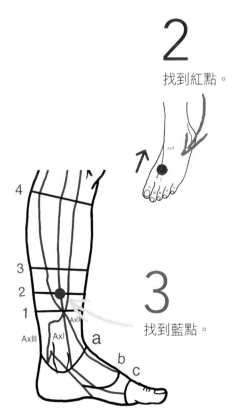

2
找到紅點。

3
找到藍點。

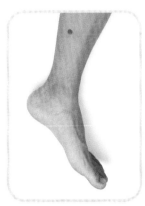

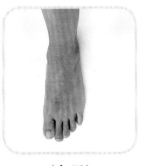

（左足）

左上腹痛

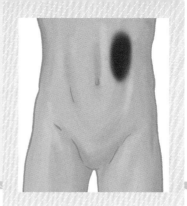

瀉法　rTxII/2：5

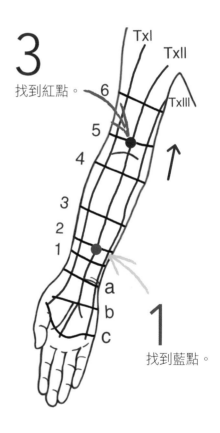

3

找到紅點。

1

找到藍點。

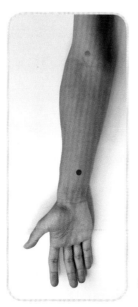

（右手）

先做瀉法，再做補法，為一回。早晚各做一回。

步驟一　瀉法：深壓●藍點（不動），並同時刺激●紅點（紅點也深壓到底再往箭頭方向，有節奏的刺激）。約 30-40 秒後，同時放開。

步驟二　補法：深壓●藍點（不動），並同時刺激●紅點（紅點也深壓到底，順著箭頭方向傾斜 15 度即可）。約 30-40 秒後，同時放開。

補法　rAxII/2：（5）

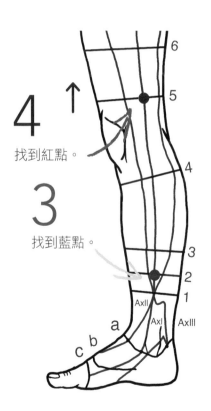

4
找到紅點。

3
找到藍點。

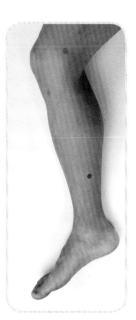

（右足）

右上腹痛

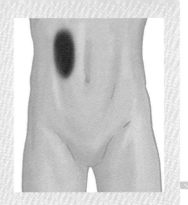

瀉法　ITxII/2：5

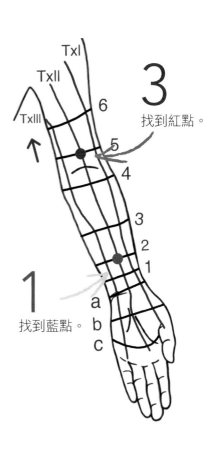

TxI
TxII
TxIII

3
找到紅點。

6
5
4

3
2
1

a
b
c

1
找到藍點。

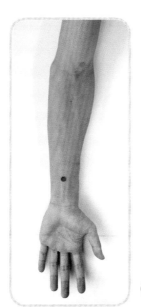

（左手）

先做瀉法，再做補法，為一回。早晚各做一回。

步驟一　**瀉法**：深壓●藍點（不動），並同時刺激●紅點（紅點也深壓到底再往箭頭方向，有節奏的刺激）。約 30-40 秒後，同時放開。

步驟二　**補法**：深壓●藍點（不動），並同時刺激●紅點（紅點也深壓到底，順著箭頭方向傾斜 15 度即可）。約 30-40 秒後，同時放開。

補法　IAxII/2：（5）

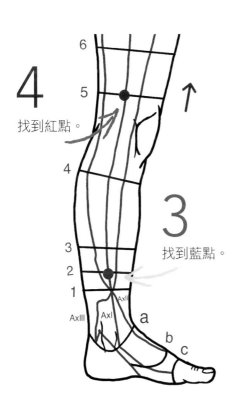

4　找到紅點。

3　找到藍點。

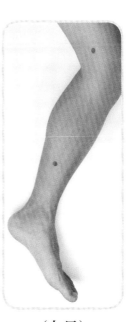

（左足）

左下腹痛

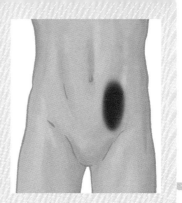

1
找到藍點。

2
找到紅點。

3
2
1

a
b
c

（右手）

先做瀉法，再做補法，為一回。早晚各做一回。

步驟一 **瀉法**：深壓●藍點（不動），並同時刺激●紅點（紅點也深壓到底再往箭頭方向，有節奏的刺激）。約 30-40 秒後，同時放開。

步驟二 **補法**：深壓●藍點（不動），並同時刺激●紅點（紅點也深壓到底，順著箭頭方向傾斜 15 度即可）。約 30-40 秒後，同時放開。

補法 rAxⅡ/2：（b）

2 找到紅點。

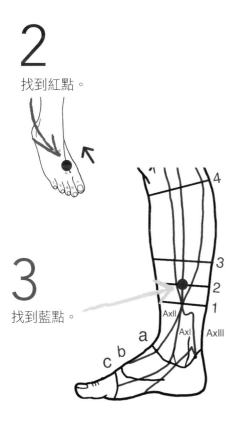

3 找到藍點。

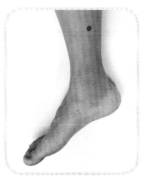

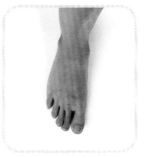

（右足）

167

右下腹痛

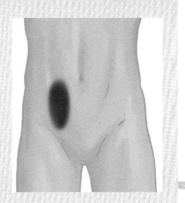

瀉法 ITxII/2：b

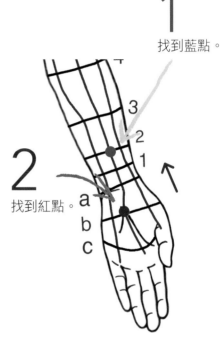

1 找到藍點。

2 找到紅點。

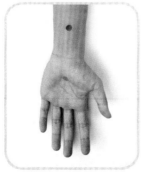

（左手）

先做瀉法，再做補法，為一回。早晚各做一回。

步驟一　**瀉法**：深壓●藍點（不動），並同時刺激●紅點（紅點也深壓到底再往箭頭方向，有節奏的刺激）。約 30-40 秒後，同時放開。

步驟二　**補法**：深壓●藍點（不動），並同時刺激●紅點（紅點也深壓到底，順著箭頭方向傾斜 15 度即可）。約 30-40 秒後，同時放開。

補法　IAxII/2：（b）

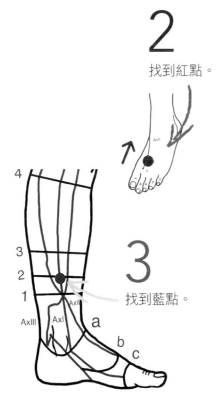

2
找到紅點。

3
找到藍點。

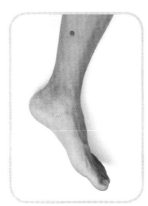

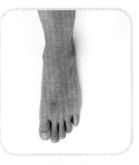

（左足）

左上背痛

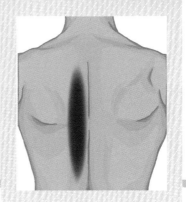

瀉法　rTxI/1：6

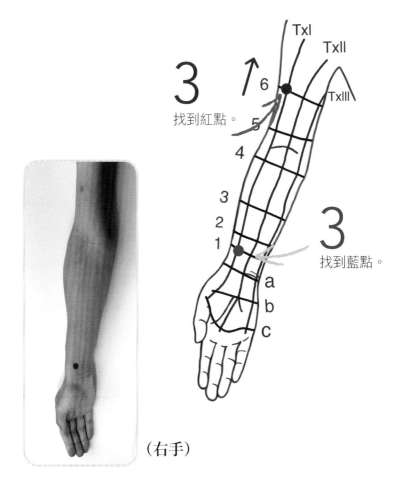

3 找到紅點。

3 找到藍點。

（右手）

先做瀉法，再做補法，為一回。早晚各做一回。

步驟一　**瀉法**：深壓●藍點（不動），並同時刺激●紅點（紅點也深壓到底再往箭頭方向，有節奏的刺激）。約 30-40 秒後，同時放開。

步驟二　**補法**：深壓●藍點（不動），並同時刺激●紅點（紅點也深壓到底，順著箭頭方向傾斜 15 度即可）。約 30-40 秒後，同時放開。

補法　rAxl/b：（6）

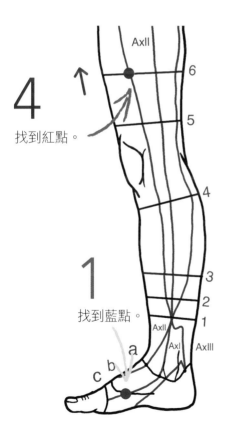

4　找到紅點。

1　找到藍點。

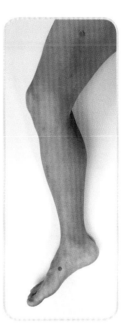

（右足）

右上背痛

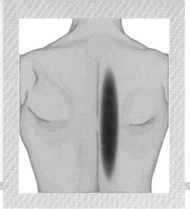

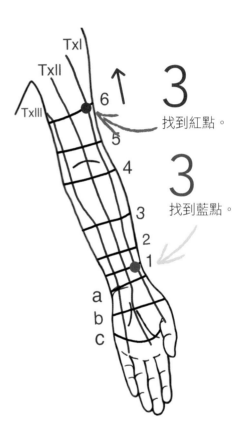

TxI

TxII

TxIII

6

5

4

3

2

1

a
b
c

3 找到紅點。

3 找到藍點。

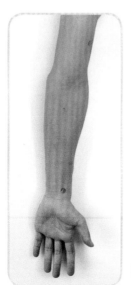

（左手）

先做瀉法，再做補法，為一回。早晚各做一回。

步驟一　瀉法：深壓●藍點（不動），並同時刺激●紅點（紅點也深壓到底再往箭頭方向，有節奏的刺激）。約 30-40 秒後，同時放開。

步驟二　補法：深壓●藍點（不動），並同時刺激●紅點（紅點也深壓到底，順著箭頭方向傾斜 15 度即可）。約 30-40 秒後，同時放開。

補法　IAxl/b：（6）

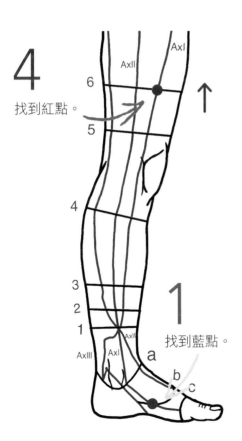

4

找到紅點。

找到藍點。

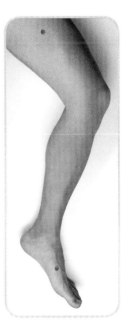

（左足）

左腰痛
（腰椎第 4、5 節）

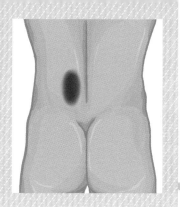

瀉法　rTxl/1：4

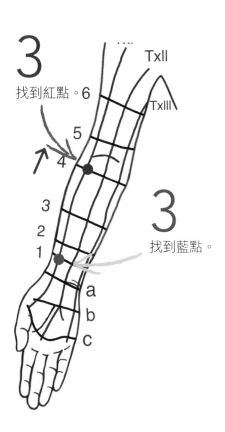

3

找到紅點。6

3

找到藍點。

Txll
Txlll

5
4
3
2
1

a
b
c

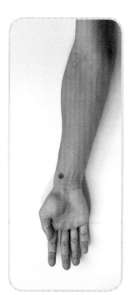

（右手）

先做瀉法，再做補法，為一回。早晚各做一回。

步驟一 **瀉法**：深壓●藍點（不動），並同時刺激●紅點（紅點也深壓到底再往箭頭方向，有節奏的刺激）。約 30-40 秒後，同時放開。

步驟二 **補法**：深壓●藍點（不動），並同時刺激●紅點（紅點也深壓到底，順著箭頭方向傾斜 15 度即可）。約 30-40 秒後，同時放開。

補法　rAxl/b：（4）

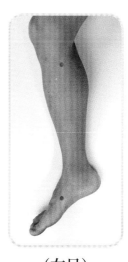

（右足）

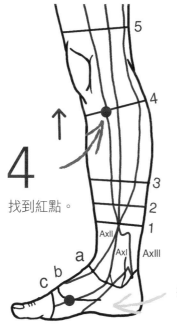

4 找到紅點。

1 找到藍點。

右腰痛
（腰椎第 4、5 節）

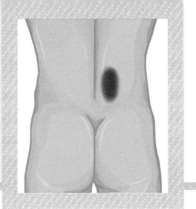

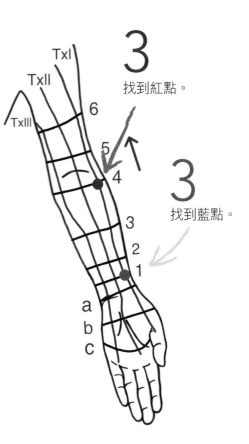

TxI
TxII
TxIII

6

5
4

3

2
1

a
b
c

3 找到紅點。

3 找到藍點。

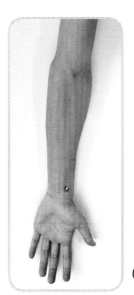

（左手）

先做瀉法，再做補法，為一回。早晚各做一回。

步驟一　**瀉法**：深壓●藍點（不動），並同時刺激●紅點（紅點也深壓到底再往箭頭方向，有節奏的刺激）。約 30-40 秒後，同時放開。

步驟二　**補法**：深壓●藍點（不動），並同時刺激●紅點（紅點也深壓到底，順著箭頭方向傾斜 15 度即可）。約 30-40 秒後，同時放開。

補法　IAxI/b：（4）

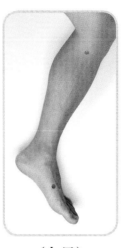

（左足）

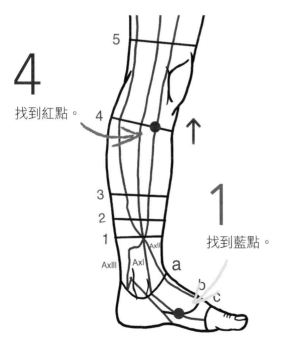

4

找到紅點。

找到藍點。

左腰部
外側痛

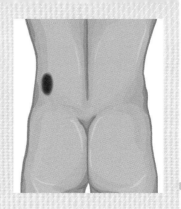

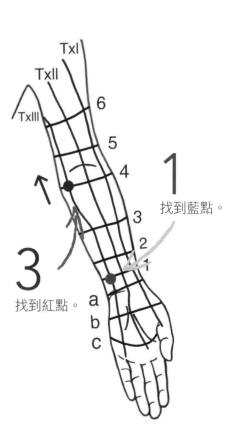

TxI

TxII

TxIII

6

5

4

3

2

1

a
b
c

1

找到藍點。

3

找到紅點。

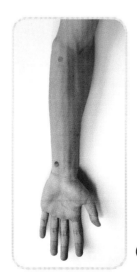

（左手）

先做瀉法，再做補法，為一回。早晚各做一回。

步驟一　**瀉法**：深壓●藍點（不動），並同時刺激●紅點（紅點也深壓到底再往箭頭方向，有節奏的刺激）。約 30-40 秒後，同時放開。

步驟二　**補法**：深壓●藍點（不動），並同時刺激●紅點（紅點也深壓到底，順著箭頭方向傾斜 15 度即可）。約 30-40 秒後，同時放開。

補法　rTxI/1：（4）

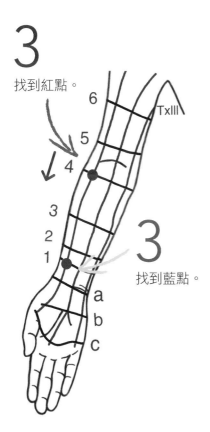

3

找到紅點。

6

TxIII

5

4

3

2

1

3

找到藍點。

a
b
c

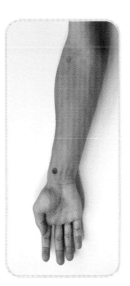

（右手）

右腰部
外側痛

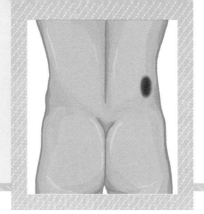

瀉法　rTxIII/1：4

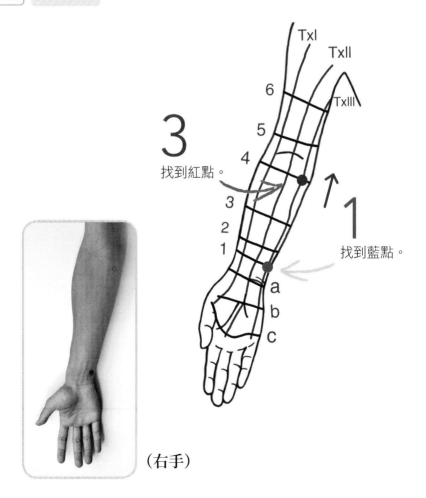

TxI
TxII
TxIII

6
5
4
3
2
1

3
找到紅點。

1
找到藍點。

a
b
c

（右手）

先做瀉法，再做補法，為一回。早晚各做一回。

步驟一 **瀉法**：深壓●藍點（不動），並同時刺激●紅點（紅點也深壓到底再往箭頭方向，有節奏的刺激）。約 30-40 秒後，同時放開。

步驟二 **補法**：深壓●藍點（不動），並同時刺激●紅點（紅點也深壓到底，順著箭頭方向傾斜 15 度即可）。約 30-40 秒後，同時放開。

補法　ITxI/1：(4)

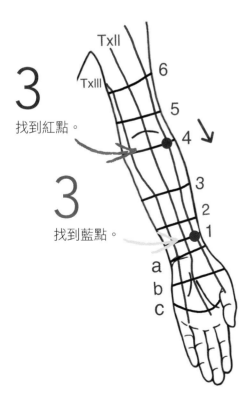

3
找到紅點。

3
找到藍點。

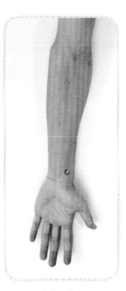

（左手）

左臀部痛

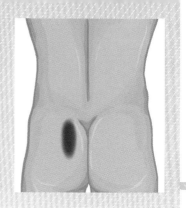

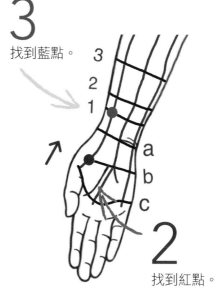

3 找到藍點。

3
2
1

a
b
c

2 找到紅點。

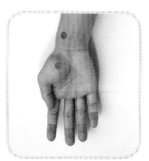

（右手）

先做瀉法，再做補法，為一回。早晚各做一回。

步驟一　**瀉法**：深壓●藍點（不動），並同時刺激●紅點（紅點也深壓到底再往箭頭方向，有節奏的刺激）。約 30-40 秒後，同時放開。

步驟二　**補法**：刺激●紅點（深壓到底，順著箭頭方向傾斜 15 度即可）。約 30-40 秒後放開。

補法　rAxl/b：（b）

（右足）

5

4

3

2

1

AxII

AxI　AxIII

a

c b

1

找到紅點。

右臀部痛

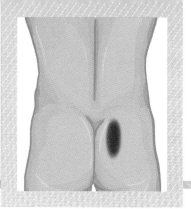

瀉法　ITxl/1：b

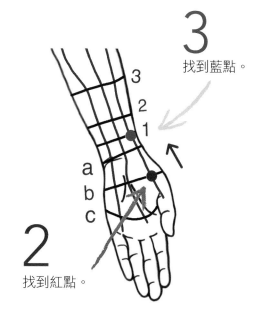

3
找到藍點。

2
找到紅點。

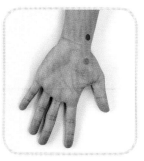

（左手）

先做瀉法，再做補法，為一回。早晚各做一回。

步驟一　**瀉法**：深壓●藍點（不動），並同時刺激●紅點（紅點也深壓到底再往箭頭方向，有節奏的刺激）。約 30-40 秒後，同時放開。

步驟二　**補法**：刺激●紅點（深壓到底，順著箭頭方向傾斜 15 度即可）。約 30-40 秒後放開。

補法　IAxI/b：（b）

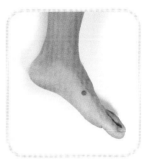

（左足）

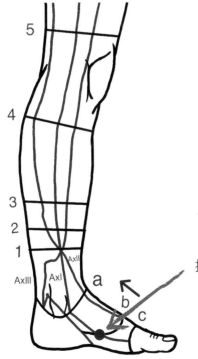

5

4

3
2
1
AxII

AxIII　AxI

a

b

c

1
找到紅點。

左臀部
外側痛

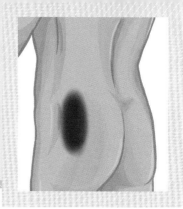

瀉法　ITxIII/1：b

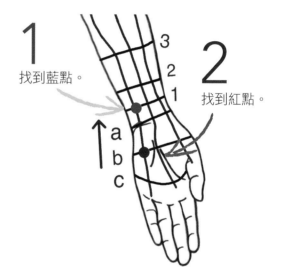

1 找到藍點。

2 找到紅點。

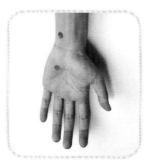

（左手）

先做瀉法，再做補法，為一回。早晚各做一回。

步驟一　**瀉法**：深壓●藍點（不動），並同時刺激●紅點（紅點也深壓到底再往箭頭方向，有節奏的刺激）。約 30-40 秒後，同時放開。

步驟二　**補法**：深壓●藍點（不動），並同時刺激●紅點（紅點也深壓到底，順著箭頭方向傾斜 15 度即可）。約 30-40 秒後，同時放開。

補法　rTxl/1：（b）

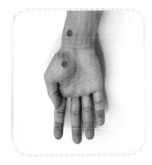

（右手）

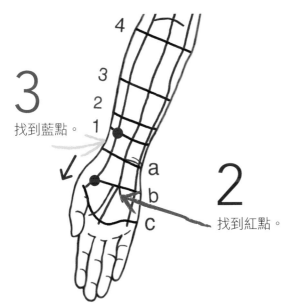

3　找到藍點。

2　找到紅點。

右臀部外側痛

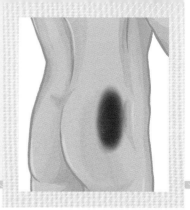

瀉法　rTxIII/1：b

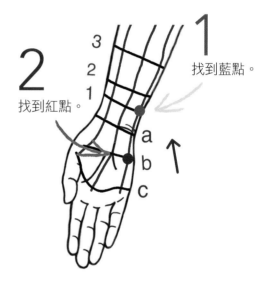

1 找到藍點。

2 找到紅點。

3
2
1

a
b
c

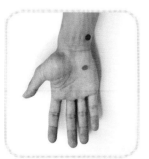

（右手）

先做瀉法，再做補法，為一回。早晚各做一回。

步驟一　**瀉法**：深壓●藍點（不動），並同時刺激●紅點（紅點也深壓到底再往箭頭方向，有節奏的刺激）。約 30-40 秒後，同時放開。

步驟二　**補法**：深壓●藍點（不動），並同時刺激●紅點（紅點也深壓到底，順著箭頭方向傾斜 15 度即可）。約 30-40 秒後，同時放開。

補法　ITxI/1：(b)

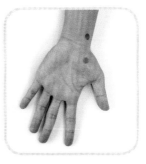

（左手）

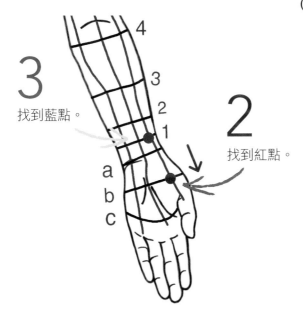

3　找到藍點。

2　找到紅點。

左側坐骨部下端痛

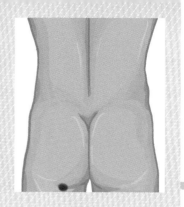

瀉法 rTxl/1：c

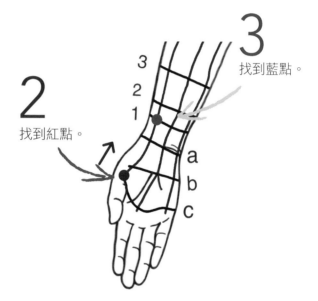

3 找到藍點。

2 找到紅點。

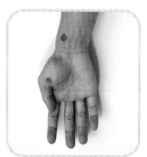

（右手）

先做瀉法，再做補法，為一回。早晚各做一回。

步驟一　**瀉法**：深壓●藍點（不動），並同時刺激●紅點（紅點也深壓到底再往箭頭方向，有節奏的刺激）。約 30-40 秒後，同時放開。

步驟二　**補法**：深壓●藍點（不動），並同時刺激●紅點（紅點也深壓到底，順著箭頭方向傾斜 15 度即可）。約 30-40 秒後，同時放開。

補法　rAxl/b：(c)

（右足）

2

找到紅點。

5

4

3

2

1

AxII

AxI

AxIII

a

c b

1

找到藍點。

右側坐骨部下端痛

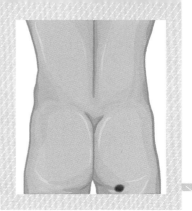

瀉法　ITxI/1：c

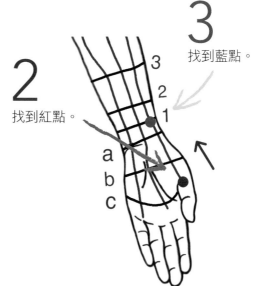

3　找到藍點。

2　找到紅點。

3
2
1

a
b
c

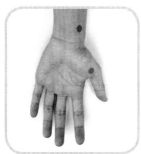

（左手）

先做瀉法，再做補法，為一回。早晚各做一回。

步驟一　**瀉法**：深壓●藍點（不動），並同時刺激●紅點（紅點也深壓到底再往箭頭方向，有節奏的刺激）。約 30-40 秒後，同時放開。

步驟二　**補法**：深壓●藍點（不動），並同時刺激●紅點（紅點也深壓到底，順著箭頭方向傾斜 15 度即可）。約 30-40 秒後，同時放開。

補法　IAxI/b：(c)

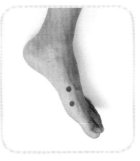

（左足）

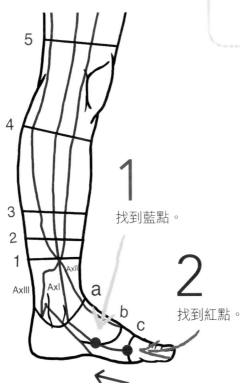

5

4

3
2
1 AxII

AxIII　AxI　a

b

c

1 找到藍點。

2 找到紅點。

經痛

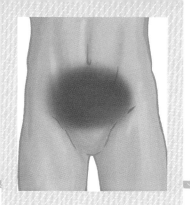

rTxII/0：b、lTxII/0：b

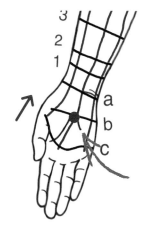

2

找到紅點。

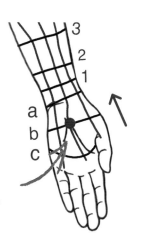

（右手）

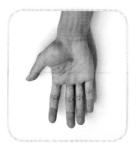

（左手）

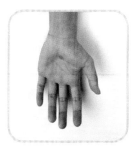

先做瀉法，再做補法，為一回。以右手（瀉）＋右腳（補）為先；若不滿意再治療左側。早晚各做一回。

步驟一　**瀉法**：刺激●紅點（紅點也深壓到底再往箭頭方向，有節奏的刺激）。約 30-40 秒後放開。

步驟二　**補法**：刺激●紅點（深壓到底，順著箭頭方向傾斜 15 度即可）。約 30-40 秒後放開。

補法　rAxI/b：（b）、lAxI/b：（b）

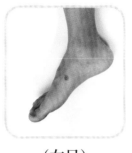
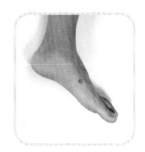

（右足）　　　　　（左足）

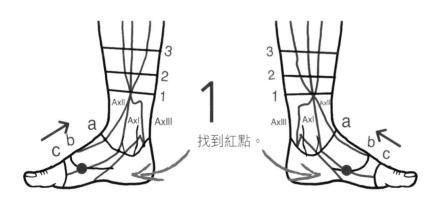

找到紅點。

左股
關節外側痛

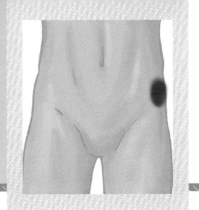

瀉法　ITxIII/1：a

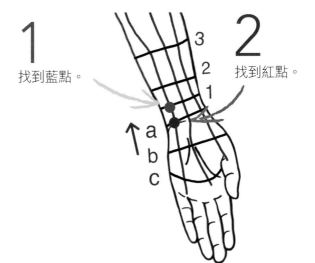

1 找到藍點。

2 找到紅點。

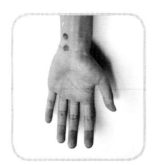

（左手）

先做瀉法，再做補法，為一回。早晚各做一回。

步驟一　**瀉法**：深壓●藍點（不動），並同時刺激●紅點（紅點也深壓到底再往箭頭方向，有節奏的刺激）。約 30-40 秒後，同時放開。

步驟二　**補法**：深壓●藍點（不動），並同時刺激●紅點（紅點也深壓到底，順著箭頭方向傾斜 15 度即可）。約 30-40 秒後，同時放開。

補法　rTxl/1：（a）

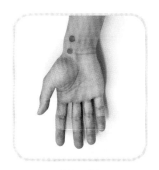

（右手）

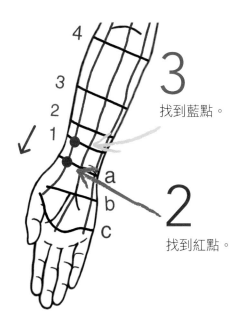

3　找到藍點。

2　找到紅點。

右股
關節外側痛

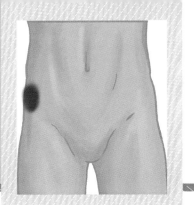

瀉法 rTxIII/1：a

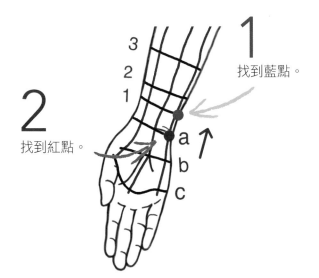

1 找到藍點。

2 找到紅點。

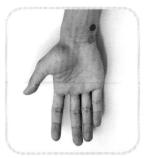

（右手）

先做瀉法，再做補法，為一回。早晚各做一回。

步驟一 瀉法：深壓●藍點（不動），並同時刺激●紅點（紅點也深壓到底再往箭頭方向，有節奏的刺激）。約 30-40 秒後，同時放開。

步驟二 補法：深壓●藍點（不動），並同時刺激●紅點（紅點也深壓到底，順著箭頭方向傾斜 15 度即可）。約 30-40 秒後，同時放開。

補法 ITxI/1：（a）

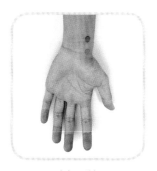

（左手）

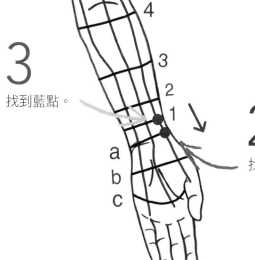

3
找到藍點。

2
找到紅點。

左股
關節前側痛

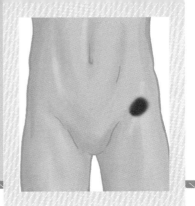

瀉法 rTxII/2：a

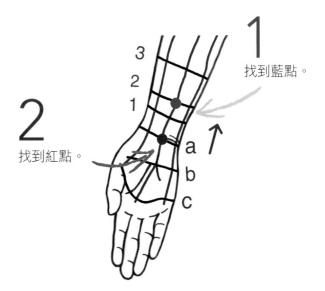

1
找到藍點。

2
找到紅點。

3
2
1

a
b
c

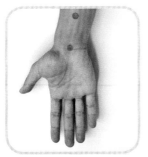

（右手）

先做瀉法，再做補法，為一回。早晚各做一回。

步驟一　**瀉法**：深壓●藍點（不動），並同時刺激●紅點（紅點也深壓到底再往箭頭方向，有節奏的刺激）。約 30-40 秒後，同時放開。

步驟二　**補法**：深壓●藍點（不動），並同時刺激●紅點（紅點也深壓到底，順著箭頭方向傾斜 15 度即可）。約 30-40 秒後，同時放開。

補法　rAxII/2：（a）

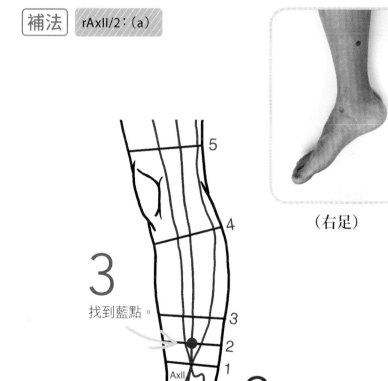

（右足）

找到藍點。

3

找到紅點。

3

5

4

3

2

1

AxII

AxI

AxIII

a

b

c

右股
關節前側痛

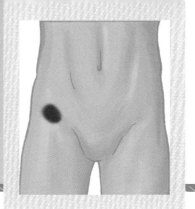

瀉法 ITxII/2：a

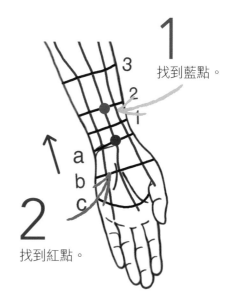

1 找到藍點。

2 找到紅點。

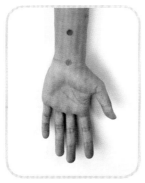

（左手）

先做瀉法，再做補法，為一回。早晚各做一回。

步驟一 **瀉法：**深壓●藍點（不動），並同時刺激●紅點（紅點也深壓到底再往箭頭方向，有節奏的刺激）。約 30-40 秒後，同時放開。

步驟二 **補法：**深壓●藍點（不動），並同時刺激●紅點（紅點也深壓到底，順著箭頭方向傾斜 15 度即可）。約 30-40 秒後，同時放開。

補法 IAxII/2：(a)

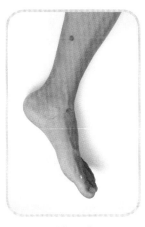

（左足）

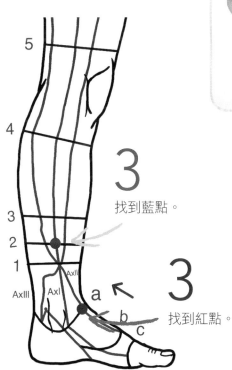

5

4

3

2

1

3

找到藍點。

AxII

AxIII AxI a

3

找到紅點。

b

c

左鼠蹊部痛 1

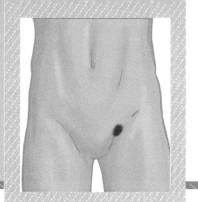

瀉法 rTxl/0：a

2

找到紅點。

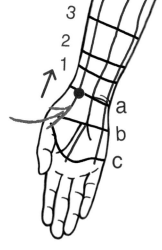

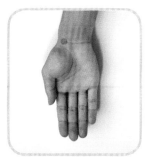

（右手）

先做瀉法，再做補法，為一回。早晚各做一回。

步驟一　**瀉法**：刺激●紅點（紅點也深壓到底再往箭頭方向，有節奏的刺激）。約 30-40 秒後放開。

步驟二　**補法**：深壓●藍點（不動），並同時刺激●紅點（紅點也深壓到底，順著箭頭方向傾斜 15 度即可）。約 30-40 秒後，同時放開。

補法　rTxI/1：（a）

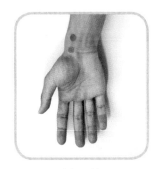

（右手）

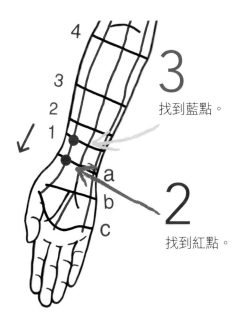

3 找到藍點。

2 找到紅點。

左鼠蹊部痛 2

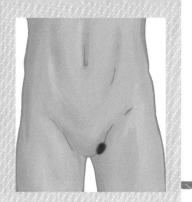

瀉法　rTxll/0：a

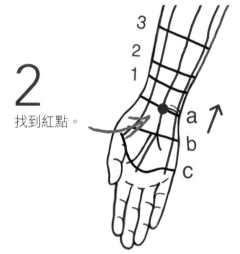

2

找到紅點。

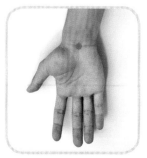

（右手）

先做瀉法，再做補法，為一回。早晚各做一回。

步驟一　**瀉法**：刺激●紅點（紅點也深壓到底再往箭頭方向，有節奏的刺激）。約 30-40 秒後放開。

步驟二　**補法**：深壓●藍點（不動），並同時刺激●紅點（紅點也深壓到底，順著箭頭方向傾斜 15 度即可）。約 30-40 秒後，同時放開。

補法　rAxI/b：（a）

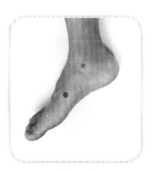

（右足）

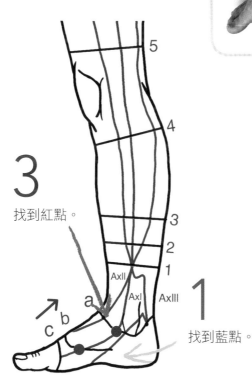

3

找到紅點。

找到藍點。

右鼠蹊部
痛 1

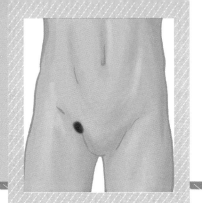

瀉法 ITxl/0：a

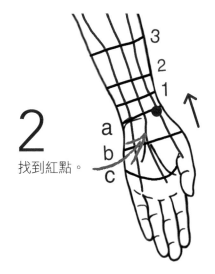

2

找到紅點。

a
b
c

3
2
1

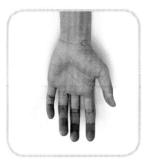

（左手）

先做瀉法，再做補法，為一回。早晚各做一回。

步驟一　**瀉法**：刺激●紅點（紅點也深壓到底再往箭頭方向，有節奏的刺激）。約 30-40 秒後放開。

步驟二　**補法**：深壓●藍點（不動），並同時刺激●紅點（紅點也深壓到底，順著箭頭方向傾斜 15 度即可）。約 30-40 秒後，同時放開。

補法　ITxI/1：(a)

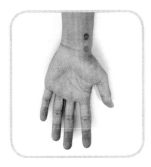

（左手）

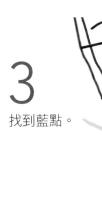

3　找到藍點。

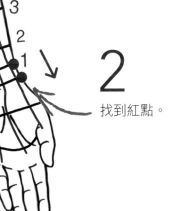

2　找到紅點。

右鼠蹊部
痛 2

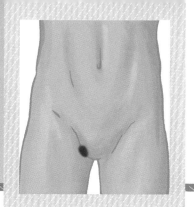

瀉法　ITxII/0：a

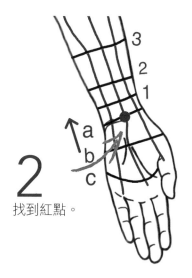

2
找到紅點。

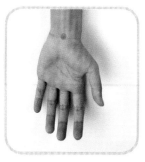

（左手）

先做瀉法，再做補法，為一回。早晚各做一回。

步驟一　**瀉法**：刺激●紅點（紅點也深壓到底再往箭頭方向，有節奏的刺激）。約 30-40 秒後放開。

步驟二　**補法**：深壓●藍點（不動），並同時刺激●紅點（紅點也深壓到底，順著箭頭方向傾斜 15 度即可）。約 30-40 秒後，同時放開。

補法　IAxI/b：（a）

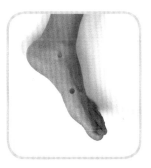

（左足）

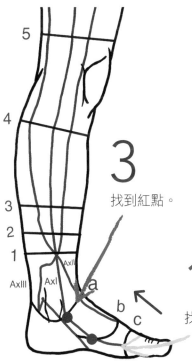

5

4

3

3

找到紅點。

3
2
1

AxII

AxIII　AxI

a

b

c

1

找到藍點。

左膝
前側痛
（跳躍者膝，左）

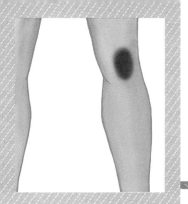

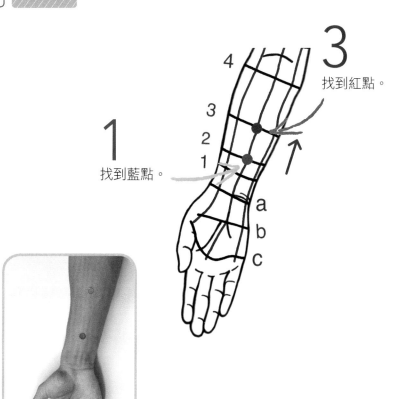

1
找到藍點。

3
找到紅點。

（右手）

先做瀉法，再做補法，為一回。早晚各做一回。

步驟一　**瀉法**：深壓●藍點（不動），並同時刺激●紅點（紅點也深壓到底再往箭頭方向，有節奏的刺激）。約 30-40 秒後，同時放開。

步驟二　**補法**：深壓●藍點（不動），並同時刺激●紅點（紅點也深壓到底，順著箭頭方向傾斜 15 度即可）。約 30-40 秒後，同時放開。

補法　rAxII/2：（3）

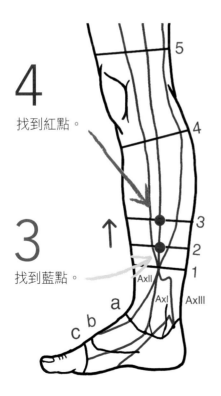

4 找到紅點。

3 找到藍點。

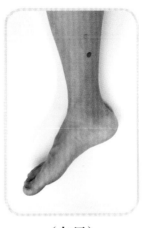

（右足）

右膝
前側痛
（跳躍者膝，右）

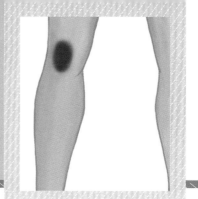

瀉法 ITxII/2：3

3
找到紅點。

1
找到藍點。

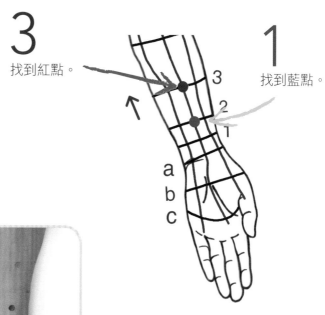

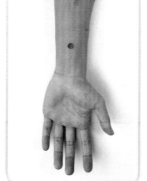

（左手）

先做瀉法，再做補法，為一回。早晚各做一回。

步驟一　**瀉法**：深壓●藍點（不動），並同時刺激●紅點（紅點也深壓到底再往箭頭方向，有節奏的刺激）。約 30-40 秒後，同時放開。

步驟二　**補法**：深壓●藍點（不動），並同時刺激●紅點（紅點也深壓到底，順著箭頭方向傾斜 15 度即可）。約 30-40 秒後，同時放開。

補法　IAxII/2：（3）

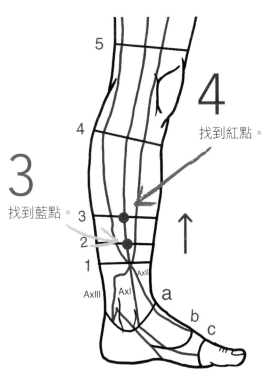

3
找到藍點。

4
找到紅點。

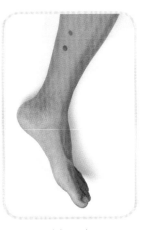

（左足）

左膝
外側痛

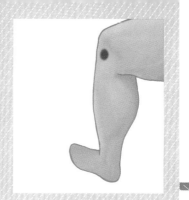

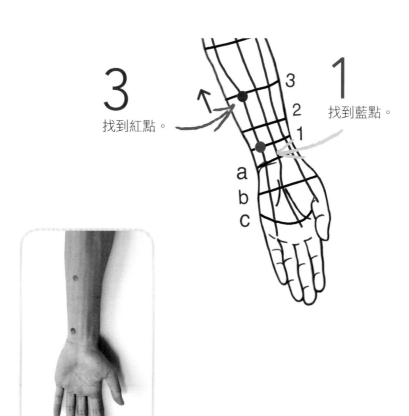

3　找到紅點。

1　找到藍點。

3
2
1

a
b
c

（左手）

先做瀉法，再做補法，為一回。早晚各做一回。

步驟一 **瀉法**：深壓●藍點（不動），並同時刺激●紅點（紅點也深壓到底再往箭頭方向，有節奏的刺激）。約 30-40 秒後，同時放開。

步驟二 **補法**：深壓●藍點（不動），並同時刺激●紅點（紅點也深壓到底，順著箭頭方向傾斜 15 度即可）。約 30-40 秒後，同時放開。

補法 rTxl/1：（3）

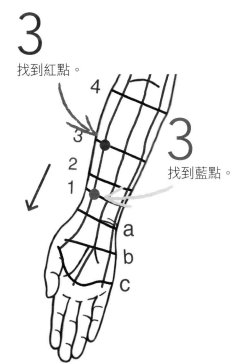

3
找到紅點。

找到藍點。

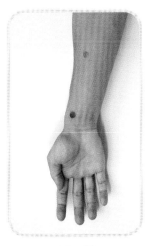

（右手）

右膝外側痛

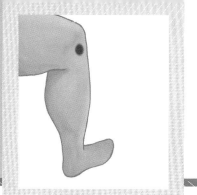

[瀉法] rTxIII/1：3

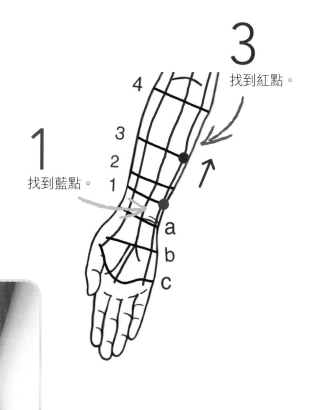

1 找到藍點。

3 找到紅點。

（右手）

先做瀉法，再做補法，為一回。早晚各做一回。

步驟一　**瀉法**：深壓●藍點（不動），並同時刺激●紅點（紅點也深壓到底再往箭頭方向，有節奏的刺激）。約 30-40 秒後，同時放開。

步驟二　**補法**：深壓●藍點（不動），並同時刺激●紅點（紅點也深壓到底，順著箭頭方向傾斜 15 度即可）。約 30-40 秒後，同時放開。

補法　ITxI/1：（3）

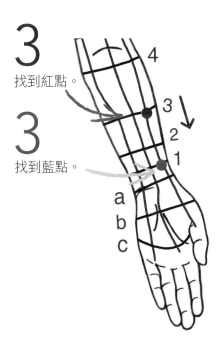

3　找到紅點。

3　找到藍點。

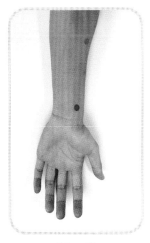

（左手）

右膝外側痛

左膝後側痛

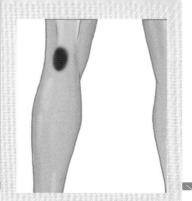

3

找到紅點。

4

↑
3
2
1

a
b
c

3

找到藍點。

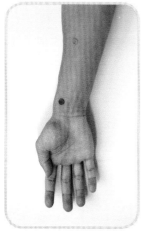

（右手）

先做瀉法，再做補法，為一回。早晚各做一回。

步驟一　**瀉法**：深壓●藍點（不動），並同時刺激●紅點（紅點也深壓到底再往箭頭方向，有節奏的刺激）。約 30-40 秒後，同時放開。

步驟二　**補法**：深壓●藍點（不動），並同時刺激●紅點（紅點也深壓到底，順著箭頭方向傾斜 15 度即可）。約 30-40 秒後，同時放開。

補法　rAxl/b：（3）

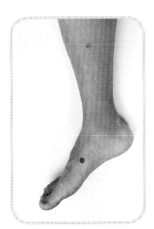

（右足）

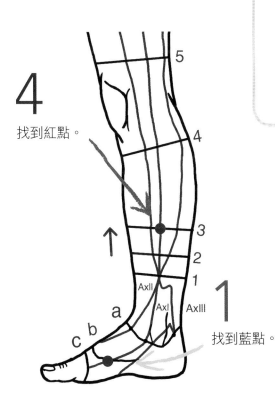

4
找到紅點。

1
找到藍點。

5

4

3

2

1

AxⅡ

AxⅠ　AxⅢ

a

c b

右膝後側痛

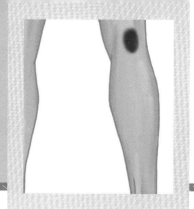

瀉法　ITxl/1：3

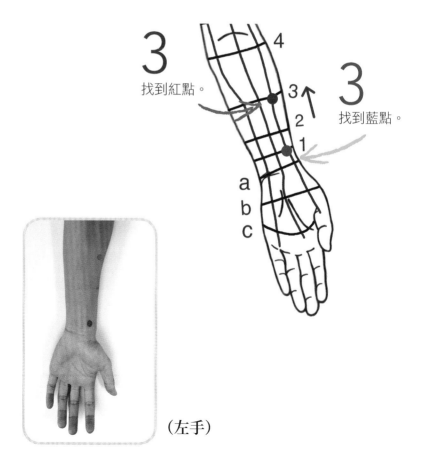

3　找到紅點。

3　找到藍點。

（左手）

先做瀉法，再做補法，為一回。早晚各做一回。

步驟一　**瀉法**：深壓●藍點（不動），並同時刺激●紅點（紅點也深壓到底再往箭頭方向，有節奏的刺激）。約 30-40 秒後，同時放開。

步驟二　**補法**：深壓●藍點（不動），並同時刺激●紅點（紅點也深壓到底，順著箭頭方向傾斜 15 度即可）。約 30-40 秒後，同時放開。

補法　IAxl/b：（3）

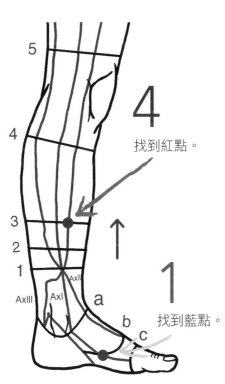

找到紅點。

找到藍點。

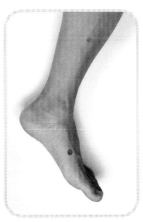

（左足）

左膝
內側痛 1

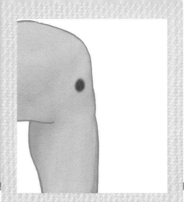

瀉法　ITxIII/0：3

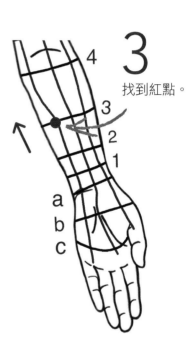

3

找到紅點。

4

3

2

1

a
b
c

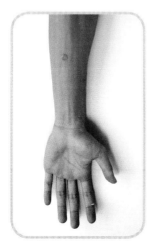

（左手）

先做瀉法，再做補法，為一回。早晚各做一回。

步驟一　**瀉法**：刺激●紅點（紅點也深壓到底再往箭頭方向，有節奏的刺激）。約 30-40 秒後放開。

步驟二　**補法**：深壓●藍點（不動），並同時刺激●紅點（紅點也深壓到底，順著箭頭方向傾斜 15 度即可）。約 30-40 秒後，同時放開。

補法　rAxII/2：（3）

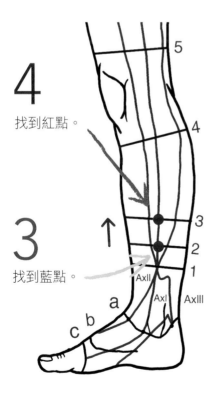

4 找到紅點。

3 找到藍點。

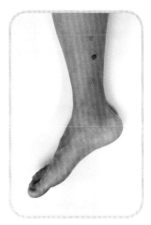

（右足）

左膝
內側痛 2

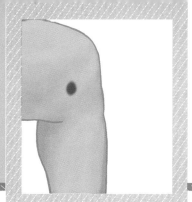

瀉法　rTxl/0：3

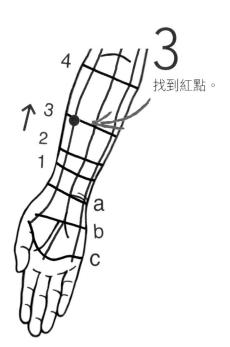

3

找到紅點。

4

↑ 3
2
1

a
b
c

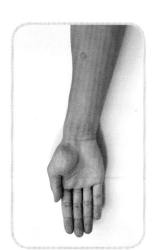

（右手）

先做瀉法，再做補法，為一回。早晚各做一回。

步驟一　**瀉法**：刺激●紅點（紅點也深壓到底再往箭頭方向，有節奏的刺激）。約 30-40 秒後放開。

步驟二　**補法**：深壓●藍點（不動），並同時刺激●紅點（紅點也深壓到底，順著箭頭方向傾斜 15 度即可）。約 30-40 秒後，同時放開。

補法　rTxl/1：（3）

3

找到紅點。

4

3

2

1

3

找到藍點。

a
b
c

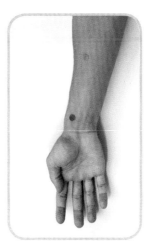

（右手）

右膝
內側痛 1

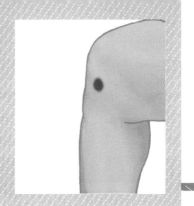

瀉法　rTxIII/0：3

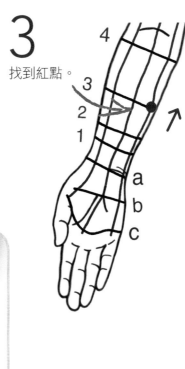

3

找到紅點。

4

3

2

1

a
b
c

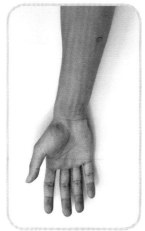

（右手）

先做瀉法，再做補法，為一回。早晚各做一回。

步驟一　**瀉法**：刺激●紅點（紅點也深壓到底再往箭頭方向，有節奏的刺激）。約 30-40 秒後放開。

步驟二　**補法**：深壓●藍點（不動），並同時刺激●紅點（紅點也深壓到底，順著箭頭方向傾斜 15 度即可）。約 30-40 秒後，同時放開。

補法　IAxII/2：（3）

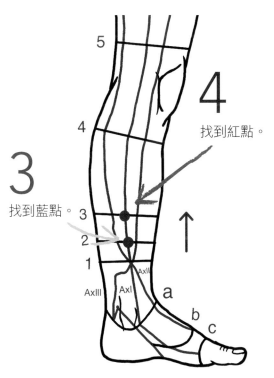

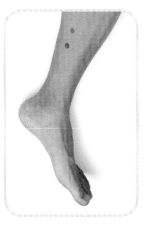

（左足）

右膝
內側痛 2

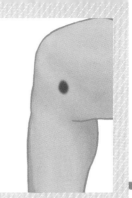

瀉法　ITxI/0：3

3
找到紅點。

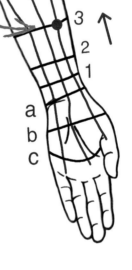

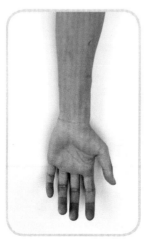

（左手）

先做瀉法，再做補法，為一回。早晚各做一回。

步驟一　**瀉法**：刺激●紅點（紅點也深壓到底再往箭頭方向，有節奏的刺激）。約 30-40 秒後放開。

步驟二　**補法**：深壓●藍點（不動），並同時刺激●紅點（紅點也深壓到底，順著箭頭方向傾斜 15 度即可）。約 30-40 秒後，同時放開。

補法　ITxI/1：（3）

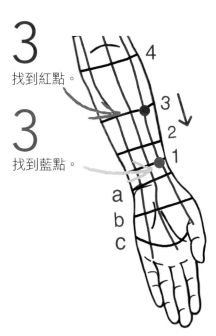

3
找到紅點。

3
找到藍點。

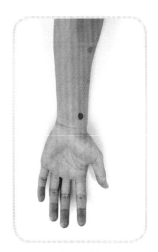

（左手）

左踝
外側痛 1

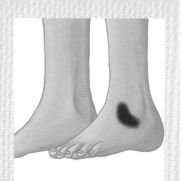

寫法 | ITxIII/1：a

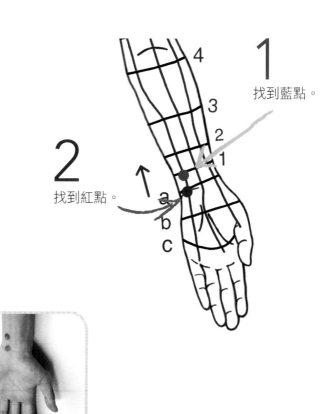

1

找到藍點。

2

找到紅點。

a
b
c

（左手）

先做瀉法，再做補法，為一回。早晚各做一回。

步驟一 **瀉法**：深壓●藍點（不動），並同時刺激●紅點（紅點也深壓到底再往箭頭方向，有節奏的刺激）。約 30-40 秒後，同時放開。

步驟二 **補法**：深壓●藍點（不動），並同時刺激●紅點（紅點也深壓到底，順著箭頭方向傾斜 15 度即可）。約 30-40 秒後，同時放開。

補法 rTxI/1：（a）

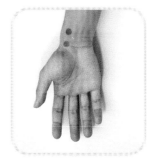

（右手）

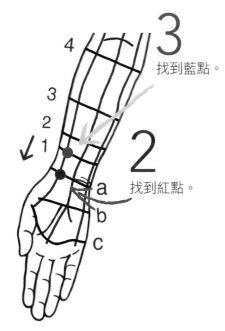

3 找到藍點。

2 找到紅點。

4

3

2

1

a
b
c

左踝
外側痛 2

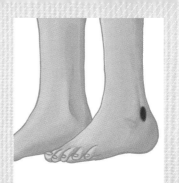

瀉法　rTxl/1：a

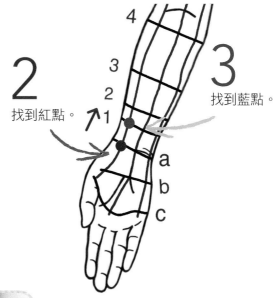

2

找到紅點。

3

找到藍點。

4
3
2
1

a
b
c

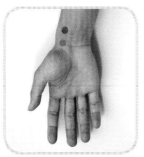

（右手）

先做瀉法，再做補法，為一回。早晚各做一回。

步驟一　**瀉法**：深壓●藍點（不動），並同時刺激●紅點（紅點也深壓到底再往箭頭方向，有節奏的刺激）。約 30-40 秒後，同時放開。

步驟二　**補法**：深壓●藍點（不動），並同時刺激●紅點（紅點也深壓到底，順著箭頭方向傾斜 15 度即可）。約 30-40 秒後，同時放開。

補法　rAxI/b：（a）

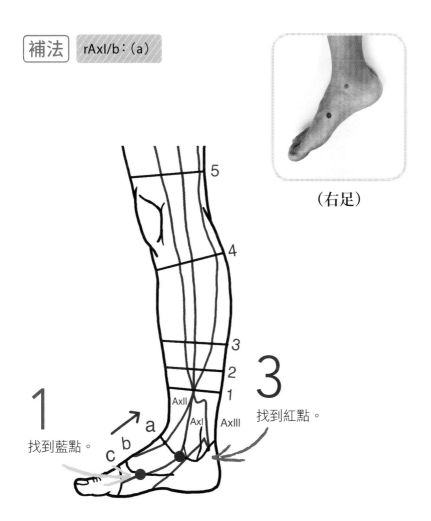

（右足）

1 找到藍點。

3 找到紅點。

AxII　AxI　AxIII

右踝
外側痛 1

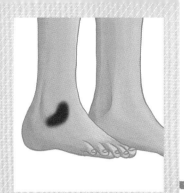

瀉法 rTxIII/1：a

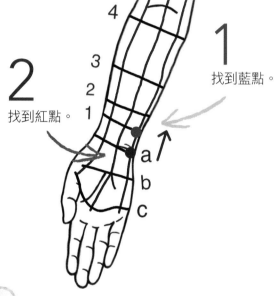

1 找到藍點。

2 找到紅點。

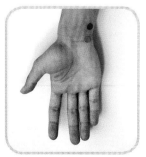

（右手）

先做瀉法，再做補法，為一回。早晚各做一回。

步驟一 **瀉法**：深壓●藍點（不動），並同時刺激●紅點（紅點也深壓到底再往箭頭方向，有節奏的刺激）。約 30-40 秒後，同時放開。

步驟二 **補法**：深壓●藍點（不動），並同時刺激●紅點（紅點也深壓到底，順著箭頭方向傾斜 15 度即可）。約 30-40 秒後，同時放開。

補法 ITxI/1：（a）

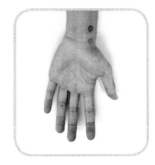

（左手）

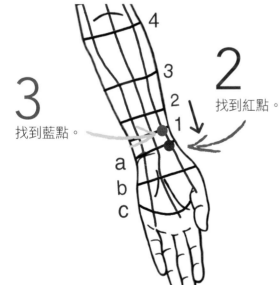

3 找到藍點。

2 找到紅點。

右踝
外側痛 2

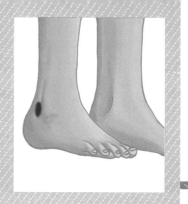

瀉法　ITxl/1：a

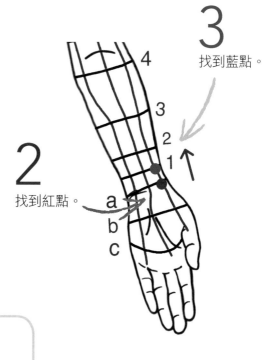

3
找到藍點。

2
找到紅點。

a
b
c

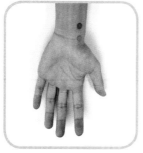

（左手）

先做瀉法，再做補法，為一回。早晚各做一回。

步驟一　**瀉法**：深壓●藍點（不動），並同時刺激●紅點（紅點也深壓到底再往箭頭方向，有節奏的刺激）。約 30-40 秒後，同時放開。

步驟二　**補法**：深壓●藍點（不動），並同時刺激●紅點（紅點也深壓到底，順著箭頭方向傾斜 15 度即可）。約 30-40 秒後，同時放開。

補法　IAxI/b：（a）

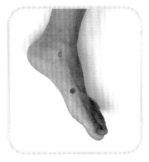

（左足）

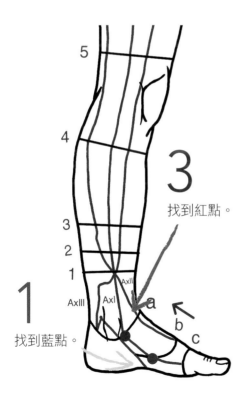

5

4

3

2

1

3
找到紅點。

AxII

AxIII　AxI

a

b

c

1
找到藍點。

左踝
內側痛 1

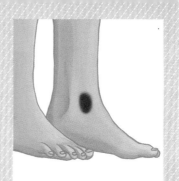

瀉法　ITxIII/0：a

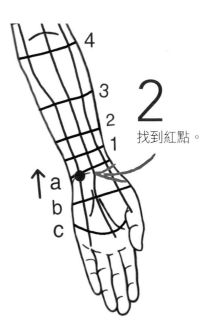

2

找到紅點。

a
b
c

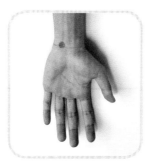

（左手）

先做瀉法，再做補法，為一回。早晚各做一回。

步驟一　**瀉法：**刺激●紅點（紅點也深壓到底再往箭頭方向，有節奏的刺激）。約 30-40 秒後放開。

步驟二　**補法：**深壓●藍點（不動），並同時刺激●紅點（紅點也深壓到底，順著箭頭方向傾斜 15 度即可）。約 30-40 秒後，同時放開。

補法　rAxII/2：(a)

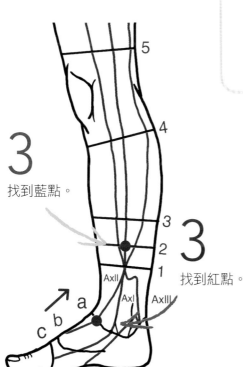

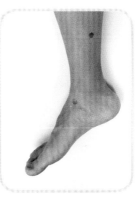

（右足）

5

4

3

3
找到藍點。

3
2
1

AxII
AxI　AxIII

3
找到紅點。

a
c b

左踝
內側痛 2

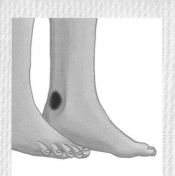

瀉法 rTxII/0：a

2

找到紅點。

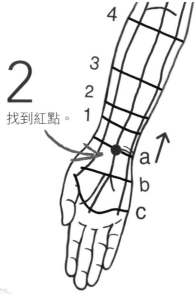

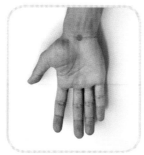

（右手）

先做瀉法，再做補法，為一回。早晚各做一回。

步驟一　**瀉法：**刺激●紅點（紅點也深壓到底再往箭頭方向，有節奏的刺激）。約 30-40 秒後放開。

步驟二　**補法：**深壓●藍點（不動），並同時刺激●紅點（紅點也深壓到底，順著箭頭方向傾斜 15 度即可）。約 30-40 秒後，同時放開。

補法　rAxl/b：（a）

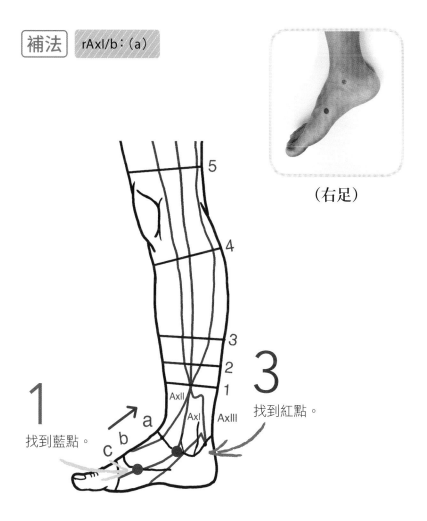

（右足）

1
找到藍點。

3
找到紅點。

右踝
內側痛 1

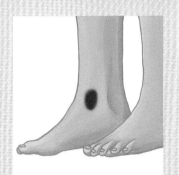

瀉法 rTxIII /0：a

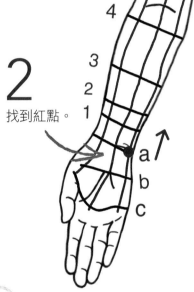

2
找到紅點。

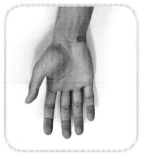

（右手）

先做瀉法，再做補法，為一回。早晚各做一回。

步驟一　**瀉法**：刺激●紅點（紅點也深壓到底再往箭頭方向，有節奏的刺激）。約 30-40 秒後放開。

步驟二　**補法**：深壓●藍點（不動），並同時刺激●紅點（紅點也深壓到底，順著箭頭方向傾斜 15 度即可）。約 30-40 秒後，同時放開。

補法　IAxII/2：（a）

（左足）

5

4

3

找到藍點。

3
2
1
AxII
AxIII　AxI

3

找到紅點。

a
b
c

右踝
內側痛 2

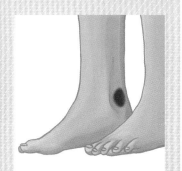

瀉法　ITxII/0：a

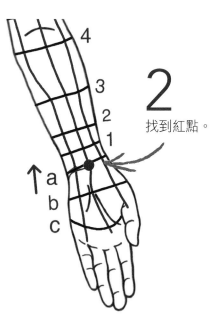

2

找到紅點。

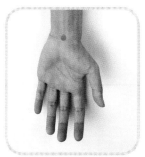

（左手）

先做瀉法，再做補法，為一回。早晚各做一回。

步驟一　**瀉法**：刺激●紅點（紅點也深壓到底再往箭頭方向，有節奏的刺激）。約 30-40 秒後放開。

步驟二　**補法**：深壓●藍點（不動），並同時刺激●紅點（紅點也深壓到底，順著箭頭方向傾斜 15 度即可）。約 30-40 秒後，同時放開。

補法　IAxl/b：(a)

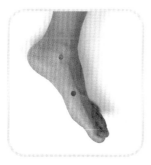

（左足）

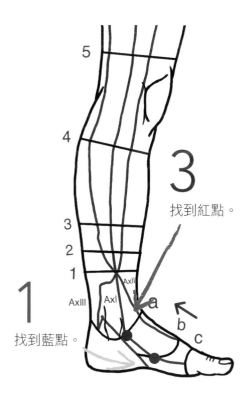

5

4

3

2

1

Axll

Axlll　Axl

a

b　c

3

找到紅點。

1

找到藍點。

左足
內側痛

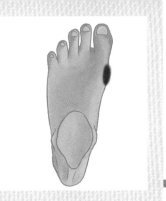

瀉法　ITxIII/0：c

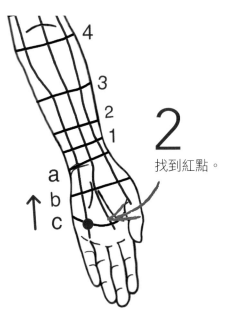

2

找到紅點。

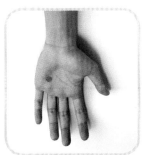

（左手）

先做瀉法，再做補法，為一回。早晚各做一回。

步驟一　**瀉法**：刺激●紅點（紅點也深壓到底再往箭頭方向，有節奏的刺激）。約 30-40 秒後放開。

步驟二　**補法**：深壓●藍點（不動），並同時刺激●紅點（紅點也深壓到底，順著箭頭方向傾斜 15 度即可）。約 30-40 秒後，同時放開。

補法　rAxII/2：（c）

2
找到紅點。

3
找到藍點。

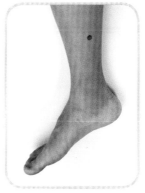

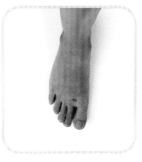

（右足）

右足
內側痛

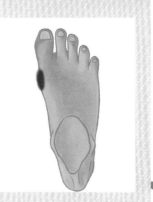

瀉法 rTxⅢ/0：c

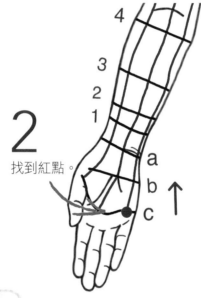

2

找到紅點。

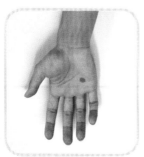

（右手）

先做瀉法，再做補法，為一回。早晚各做一回。

步驟一　**瀉法**：刺激●紅點（紅點也深壓到底再往箭頭方向，有節奏的刺激）。約 30-40 秒後放開。

步驟二　**補法**：深壓●藍點（不動），並同時刺激●紅點（紅點也深壓到底，順著箭頭方向傾斜 15 度即可）。約 30-40 秒後，同時放開。

補法　IAxII/2：(c)

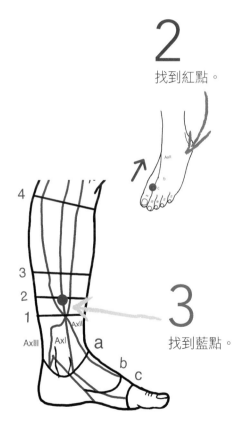

2
找到紅點。

3
找到藍點。

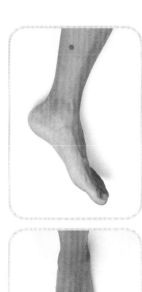

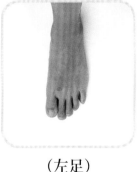

（左足）

左足外側痛

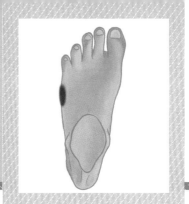

瀉法 rTxl/1：c

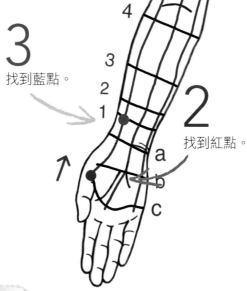

3 找到藍點。

2 找到紅點。

4
3
2
1

a
b
c

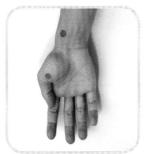

（右手）

先做瀉法，再做補法，為一回。早晚各做一回。

步驟一　**瀉法**：深壓●藍點（不動），並同時刺激●紅點（紅點也深壓到底再往箭頭方向，有節奏的刺激）。約 30-40 秒後，同時放開。

步驟二　**補法**：深壓●藍點（不動），並同時刺激●紅點（紅點也深壓到底，順著箭頭方向傾斜 15 度即可）。約 30-40 秒後，同時放開。

補法　rAxl/b：（c）

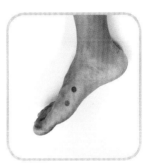

（右足）

2

找到紅點。

c b a

AxII
AxI AxIII

1

找到藍點。

5

4

3
2
1

右足
外側痛

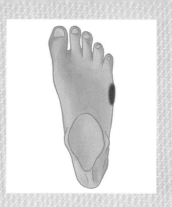

瀉法 ITxI/1：c

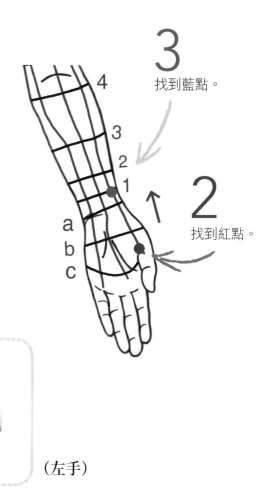

3
找到藍點。

2
找到紅點。

(左手)

先做瀉法，再做補法，為一回。早晚各做一回。

步驟一　**瀉法**：深壓●藍點（不動），並同時刺激●紅點（紅點也深壓到底再往箭頭方向，有節奏的刺激）。約 30-40 秒後，同時放開。

步驟二　**補法**：深壓●藍點（不動），並同時刺激●紅點（紅點也深壓到底，順著箭頭方向傾斜 15 度即可）。約 30-40 秒後，同時放開。

補法　IAxl/b：（c）

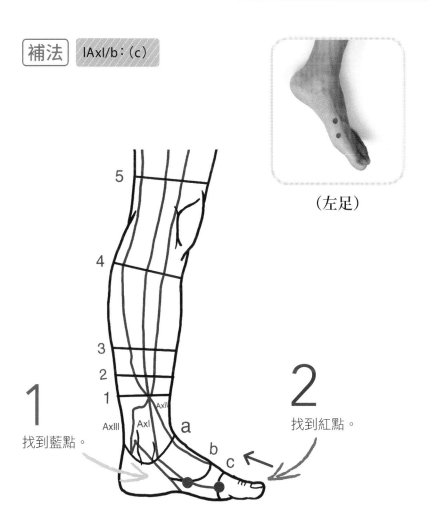

（左足）

5

4

3

2

1

AxII

AxIII　AxI

a

b

c

1 找到藍點。

2 找到紅點。

左足底痛

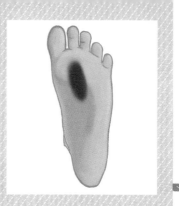

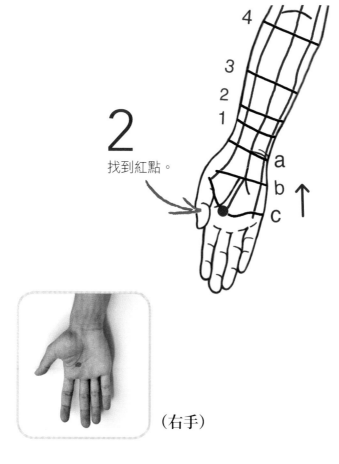

2

找到紅點。

a
b
c

4
3
2
1

（右手）

先做瀉法，再做補法，為一回。早晚各做一回。

步驟一　**瀉法**：刺激●紅點（紅點也深壓到底再往箭頭方向，有節奏的刺激）。約 30-40 秒後放開。

步驟二　**補法**：深壓●藍點（不動），並同時刺激●紅點（紅點也深壓到底，順著箭頭方向傾斜 15 度即可）。約 30-40 秒後，同時放開。

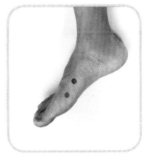

（右足）

補法　rAxl/b：（c）

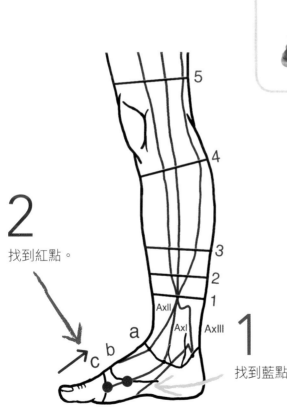

2
找到紅點。

1
找到藍點。

右足底痛

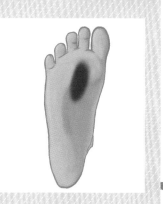

瀉法　ITxII/0：c

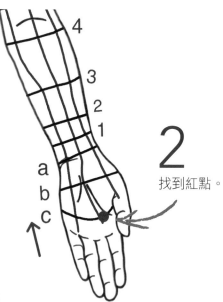

2
找到紅點。

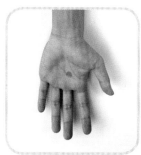

（左手）

先做瀉法，再做補法，為一回。早晚各做一回。

步驟一　**瀉法**：刺激●紅點（紅點也深壓到底再往箭頭方向，有節奏的刺激）。約 30-40 秒後放開。

步驟二　**補法**：深壓●藍點（不動），並同時刺激●紅點（紅點也深壓到底，順著箭頭方向傾斜 15 度即可）。約 30-40 秒後，同時放開。

補法　IAxI/b：(c)

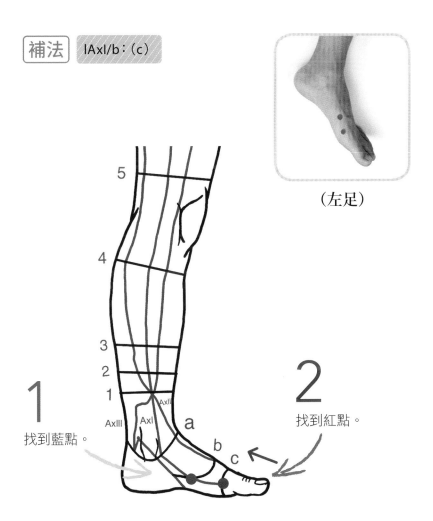

（左足）

左足跟痛

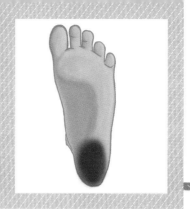

2

找到紅點。

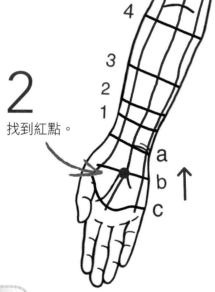

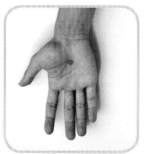

（右手）

先做瀉法，再做補法，為一回。早晚各做一回。

步驟一　**瀉法**：刺激●紅點（紅點也深壓到底再往箭頭方向，有節奏的刺激）。約 30-40 秒後放開。

步驟二　**補法**：刺激●紅點（深壓到底，順著箭頭方向傾斜 15 度即可）。約 30-40 秒後放開。

補法　rAxI/b：(b)

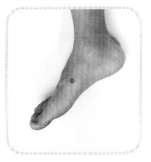

（右足）

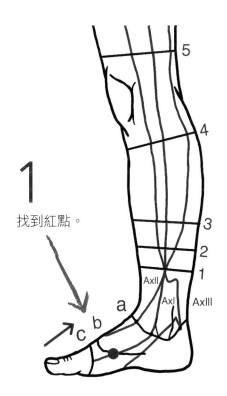

1

找到紅點。

足部

左足跟痛

右足跟痛

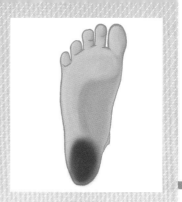

瀉法　ITxII/0：b

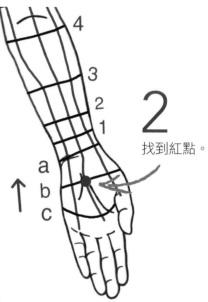

2

找到紅點。

a
b
c

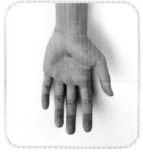

（左手）

先做瀉法，再做補法，為一回。早晚各做一回。

步驟一　**瀉法**：刺激●紅點（紅點也深壓到底再往箭頭方向，有節奏的刺激）。約 30-40 秒後放開。

步驟二　**補法**：刺激●紅點（深壓到底，順著箭頭方向傾斜 15 度即可）。約 30-40 秒後放開。

補法　IAxI/b：(b)

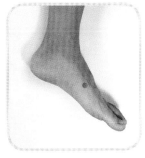

（左足）

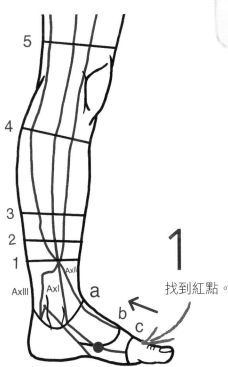

找到紅點。

右足跟痛

左足背痛

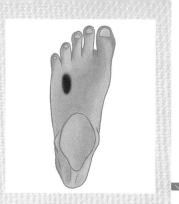

瀉法　ITxIII/1：c

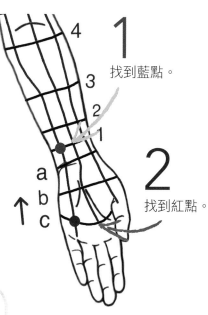

1

找到藍點。

2

找到紅點。

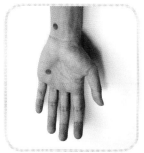

（左手）

先做瀉法，再做補法，為一回。早晚各做一回。

步驟一　**瀉法**：深壓●藍點（不動），並同時刺激●紅點（紅點也深壓到底再往箭頭方向，有節奏的刺激）。約 30-40 秒後，同時放開。

步驟二　**補法**：深壓●藍點（不動），並同時刺激●紅點（紅點也深壓到底，順著箭頭方向傾斜 15 度即可）。約 30-40 秒後，同時放開。

補法　rTxl/1：（c）

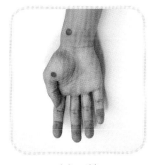

（右手）

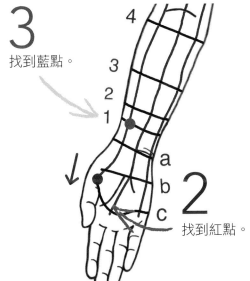

3　找到藍點。

4
3
2
1

a
b
c

2　找到紅點。

右足背痛

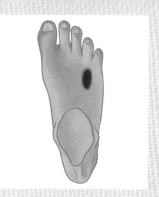

瀉法　rTxIII/1：c

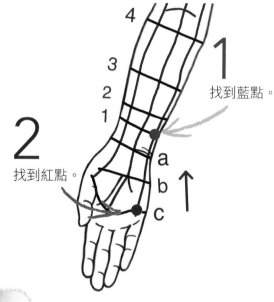

1　找到藍點。

2　找到紅點。

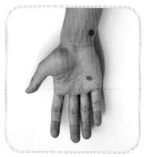

（右手）

先做瀉法，再做補法，為一回。早晚各做一回。

步驟一 **瀉法**：深壓●藍點（不動），並同時刺激●紅點（紅點也深壓到底再往箭頭方向，有節奏的刺激）。約 30-40 秒後，同時放開。

步驟二 **補法**：深壓●藍點（不動），並同時刺激●紅點（紅點也深壓到底，順著箭頭方向傾斜 15 度即可）。約 30-40 秒後，同時放開。

補法　ITxI/1：(c)

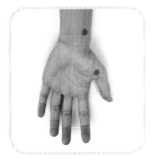

（左手）

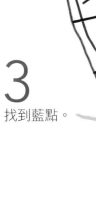

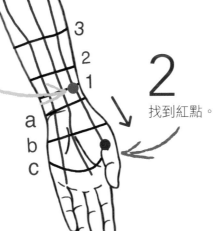

3　找到藍點。

2　找到紅點。

a
b
c

4
3
2
1

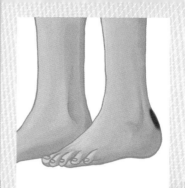

左側
跟腱痛

瀉法 rTxⅡ/0：a

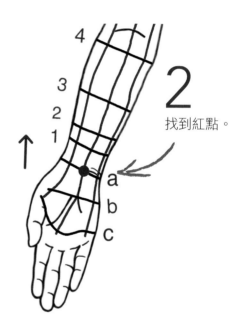

2

找到紅點。

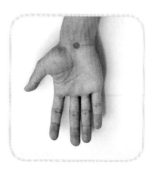

（右手）

先做瀉法，再做補法，為一回。早晚各做一回。

步驟一　**瀉法**：刺激●紅點（紅點也深壓到底再往箭頭方向，有節奏的刺激）。約 30-40 秒後放開。

步驟二　**補法**：深壓●藍點（不動），並同時刺激●紅點（紅點也深壓到底，順著箭頭方向傾斜 15 度即可）。約 30-40 秒後，同時放開。

補法　rAxI/b：（a）

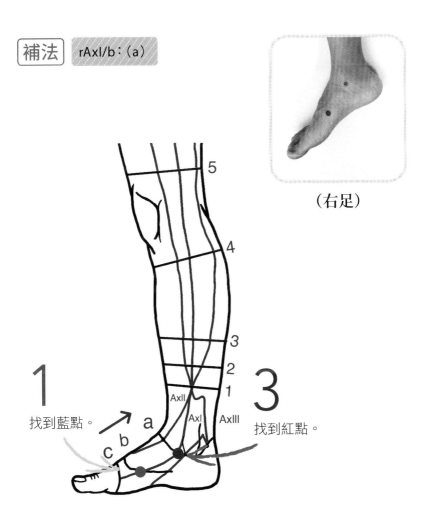

（右足）

找到藍點。

找到紅點。

右側
跟腱痛

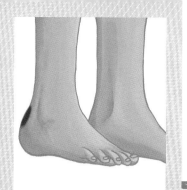

瀉法　ITxII/0：a

2
找到紅點。

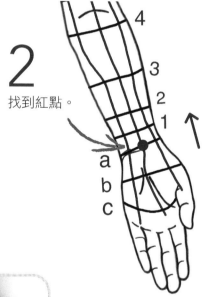

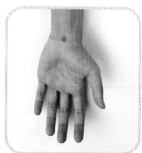

（左手）

先做瀉法，再做補法，為一回。早晚各做一回。

步驟一　**瀉法**：刺激●紅點（紅點也深壓到底再往箭頭方向，有節奏的刺激）。約 30-40 秒後放開。

步驟二　**補法**：深壓●藍點（不動），並同時刺激●紅點（紅點也深壓到底，順著箭頭方向傾斜 15 度即可）。約 30-40 秒後，同時放開。

補法　IAxI/b：（a）

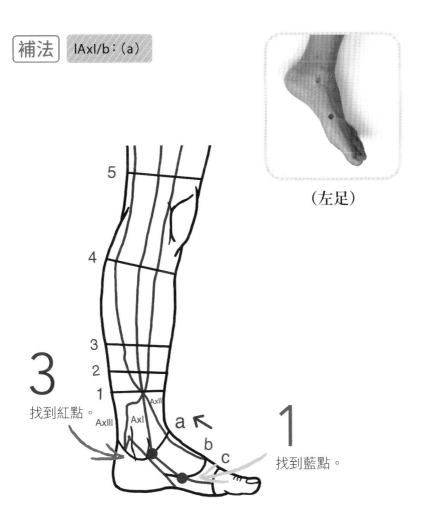

（左足）

5

4

3

2

1

AxII

AxIII　AxI

a

b

c

3　找到紅點。

1　找到藍點。

Organic_活力 02

疼痛OUT！遠絡治療除痛DIY

《來自天上的醫學》第二彈，補法＋瀉法全方位關鍵應用，按壓兩點，立即消痛

作　　者：陳炫名
繪　　者：盧意煊
主　　編：林慧美
校　　稿：陳炫名、唐子晴、林慧美
封面設計：倪旻鋒
美術設計：邱介惠

發行人兼總編輯：林慧美
法律顧問：葉宏基律師事務所
出　　版：木果文創有限公司
地　　址：苗栗縣竹南鎮福德路 124-1 號 1 樓
電話／傳真：(037)476-621
客服信箱：movego.service@gmail.com
官　　網：www.move-go-tw.com

總 經 銷：聯合發行股份有限公司
電　　話：(02) 2917-8022　　傳真：(02) 2915-7212
製版印刷：禾耕彩色印刷事業股份有限公司
初　　版：2019 年 12 月
初版六刷：2021 年 12 月
定　　價：590 元
Ｉ Ｓ Ｂ Ｎ：978-986-96917-5-8

國家圖書館出版品預行編目(CIP)資料

疼痛 out！遠絡治療除痛 DIY：《來自天上的醫學》
第二彈，補法＋瀉法全方位關鍵應用，按壓兩點，
立即消痛／陳炫名著 . -- 初版 . -- 苗栗縣竹南鎮：木
果文創，2019.12
272 面；14.7×21 公分 . --（Organic_ 活力；02）
ISBN 978-986-96917-5-8（平裝）
1. 經絡療法 2. 養生 3. 健康法

413.915　　　　　　　　　　　108018637